Monthly Book **Derma.**

編集企画にあたっ

JN115787

好中球というと白血球の代表格であり，殺菌が主な役割である．「はたらく細胞」という有名なアニメでは好中球に人格が与えられ，細菌を容赦なく排除する戦闘員として描かれている．ちなみに遊走や血管内皮細胞への接着など細かい点も描写されており，なかなか勉強になる．好中球は貪食する以上に細菌が多数存在する場合，その細菌群めがけて投げ網のように網を投げかけて細菌を捕獲・殺菌できることが近年注目されている．この網状の構造物は好中球細胞外トラップ（neutrophil extracellular traps：NETs）と称され，シトルリン化ヒストン，好中球エラスターゼ，ミエロペルオキシダーゼなどが含まれる．この NETs は自己免疫にも関与することが報告されており，皮膚科分野においても膿疱性乾癬や化膿性汗腺炎など好中球が病態の中心となる疾患で重要な役割を果たしている．これらの疾患を好中球性皮膚症（Neutrophilic dermatoses）にまとめるという考えがある．

好中球性皮膚症は，皮膚に好中球が蓄積し，膿疱，水疱，膿瘍，丘疹，結節，斑，潰瘍などの多彩な皮膚病変を臨床的に呈することを特徴とする一連の症候群である．好中球の浸潤する深さで分類することも提案されており，皮下への浸潤を主とする群（壊疽性膿皮症，化膿性汗腺炎，Behçet 病など），真皮内への浸潤を主とする群（Sweet 病），表皮内への浸潤を主とする群（膿疱性乾癬，AGEP）として分類できる．さらにこれらがオーバーラップする合併型もある．これらの好中球性皮膚症は臨床症状が異なるものの好中球の活性化を中心とした自然免疫が重要な役割を果たしているという点で一致している．これらの疾患に対する生物学的製剤の開発も進んでおり，抗 TNFα 抗体や抗 IL-17 抗体，抗 IL-23 抗体などすでに保険適用になっているものも多く，治療法が劇的に変化している．

今回の企画においては好中球の関連する疾患を一冊で網羅すべく，それぞれのエキスパートの先生方に解説をお願いした．古くから好中球性疾患として知られていた疾患だけでなく，近年好中球が重要な役割を果たしていることが分かってきた化膿性汗腺炎や薬疹も含めている．また，自己炎症性疾患や病態生理の観点からも原稿を作成いただいた．さらに好中球の除去治療である顆粒球単球吸着除去療法についても記載いただいている．コロナ禍でもあり，臨床，教育，研究と大変お忙しい中，執筆していただいた先生方には心から感謝を申し上げたい．本書が好中球性皮膚症の診療の際に少しでも役に立てれば幸いである．

2022 年 6 月

葉山惟大

KEY WORDS INDEX

WRITERS FILE

ライターズファイル

（50 音順）

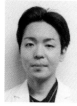

大嶺　卓也
（おおみね　たくや）

2012年	琉球大学卒業 豊見城中央病院初期研修医
2014年	琉球大学医学部附属病院皮膚科，医員
2017年	国立療養所宮古南静園皮膚科
2021年	琉球大学大学院医学研究科博士課程修了 同大学大学院医学研究科皮膚科学講座，助教

川上　民裕
（かわかみ　たみひろ）

1989年	千葉大学卒業 同大学医学部附属病院，研修医
1992年	東邦大学皮膚科学第2講座，医員
1995年	米国マイアミ大学解剖分子生物学講座留学
1996年	米国サウスカロライナ医科大学リウマチ免疫学講座留学
1997年	東邦大学皮膚科学第2講座，助手・医局長
2000年	聖マリアンナ医科大学皮膚科，助手・講師・助教授
2007年	同，准教授（名称変更）
2018年	東北医科薬科大学皮膚科学教室，主任教授

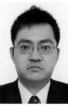

葉山　惟大
（はやま　これまさ）

2004年	日本大学卒業 同大学医学部付属板橋病院，研修医
2006年	同病院研修医了 同病院皮膚科，専修医
2008年	同大学大学院医学研究科内科系皮膚科学入学
2012年	同大学大学院卒業，医学博士 同大学皮膚科，助手
2014年	同，助教/病棟医長

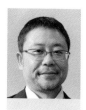

小川　陽一
（おがわ　よういち）

2002年	山梨医科大学卒業 山梨大学皮膚科入局
2004年	同，医員
2007年	同，助教
2009年	同大学大学院修了（医学博士）
2011年	アメリカ国立衛生研究所 Visiting fellow（Dr. Mark Udey lab, Dermatology Branch）
2014年	山梨大学皮膚科，助教
2020年	同，講師

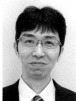

武市　拓也
（たけいち　たくや）

2004年	滋賀医科大学卒業
2006年	名古屋大学皮膚科入局
2007年	豊橋市民病院皮膚科
2010年	名古屋大学大学院修了
2011年	稲沢市民病院皮膚科
2013〜15年	英国 King's College London 留学
2015年	名古屋大学医学部附属病院皮膚科，医員
2016年	同，助教
2019年	同，講師

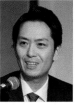

森実　真
（もりざね　しん）

2000年	岡山大学卒業 倉敷中央病院，研修医
2002年	岡山大学大学院医歯学総合研究科入学
2005年	国家公務員共済組合連合会呉共済病院皮膚科，医員 岡山大学医学部・歯学部附属病院皮膚科，医員
2007年	米国カリフォルニア大学サンディエゴ校皮膚科学講座，博士研究員
2009年	岡山大学病院皮膚科，医員 同，助教
	同，講師
2018年	同大学大学院医歯薬学総合研究科皮膚科学分野，教授

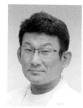

金澤　伸雄
（かなざわ　のぶお）

1994年	京都大学卒業 同大学皮膚科入局
1995年	兵庫県立尼崎病院皮膚科，研修医
2000年	京都大学大学院修了 国立京都病院皮膚科，医師
2001年	京都大学皮膚科，助手
2003年	ドイツエアランゲン大学皮膚科，研究員
2006年	和歌山県立医科大学皮膚科，講師
2015年	同，准教授
2020年	兵庫医科大学皮膚科学，主任教授

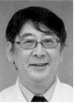

中村晃一郎
（なかむら　こういちろう）

1983年	東北大学卒業
1990年	東京都教職員互助会三楽病院皮膚科，医長
1992年	米国ハーバード大学皮膚科 Brigham and Women's Hospital 留学
1997年	東京大学大学院医学系研究科皮膚科，講師
2001年	福島県立医科大学皮膚科，助教授
2007年	埼玉医科大学皮膚科，教授

八束　和樹
（やつづか　かずき）

2013年	愛媛大学卒業 同大学皮膚科入局 愛媛県立中央病院，研修医
2014年	愛媛大学医学部附属病院，研修医
2015年	同，医員
2017年	愛媛県立中央病院皮膚科
2019年	愛媛大学医学部附属病院皮膚科，助教
2020年	同大学大学院医学系研究科博士課程入学（皮膚科）

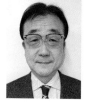

金蔵　拓郎
（かねくら　たくろう）

1983年	鹿児島大学卒業 同大学皮膚科入局
1985年	鹿児島大学医学部皮膚科，助手
1988年	同大学第二生化学講座にて研究
1991年	国立宮城病院皮膚科，医長
1993年	鹿児島大学医学部附属病院皮膚科，講師
1996年	米国テネシー大学リウマチ学講座生化学部門留学
1998年	鹿児島大学医学部附属病院皮膚科，講師
2001年	同大学医学部皮膚科，助教授
2006年	同大学大学院医歯学総合研究科皮膚科学，教授

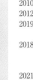

西盛　信幸
（にしもり　のぶゆき）

2010年	日本大学卒業
2012年	同大学皮膚科入局
2019年	同大学大学院医学研究科博士課程修了
2018年	神奈川県厚生農業協同組合連合会 相模原協同病院，副部長
2021年	日本大学皮膚科，助教

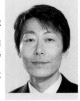

山本　俊幸
（やまもと　としゆき）

1988年	東京医科歯科大学卒業
1989年	埼玉県川口工業総合病院皮膚科
1990年	群馬県桐生厚生病院皮膚科
1991年	東京都立墨東病院皮膚科
1992年	東京医科歯科大学皮膚科，助手
1994年	茨城県土浦協同病院皮膚科
1995年	東京医科歯科大学皮膚科，助手
1997年	文部省在外研究員（ドイツケルン大学皮膚科）
1999年	東京医科歯科大学皮膚科，助手
2000年	同，講師
2005年	土浦協同病院皮膚科，部長 東京医科歯科大学皮膚科，講師 同，助教授
2007年	福島県立医科大学皮膚科，教授

INDEX

Monthly Book ***Derma.*** No. 324／2022.7 ◆目次

好中球が関わる皮膚疾患 update

◆編集企画／日本大学助教　葉山　惟大　◆編集主幹／照井　正　　大山　学

足爪治療 マスターBOOK

好評

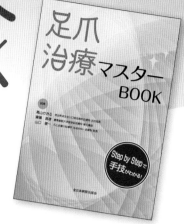

編集
高山かおる　埼玉県済生会川口総合病院皮膚科 主任部長
齋藤　昌孝　慶應義塾大学医学部皮膚科 専任講師
山口　健一　爪と皮膚の診療所 形成外科・皮膚科 院長

2020年12月発行　B5判　オールカラー
232頁　定価 6,600円（本体 6,000円＋税）

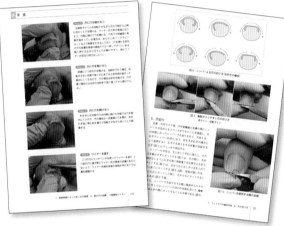

足爪の解剖から診方、手技、治療に使用する**器具**までを徹底的に解説！

種類の多い巻き爪・陥入爪治療の手技は、巻き爪：**8手技**、陥入爪：**7手技**を Step by Step のコマ送り形式で詳細に解説しました。

3名の編者が語り尽くした**足爪座談会**と、「**肥厚爪の削り方**」の手技の解説動画も収録！

初学者・熟練者問わず、**医師、看護師、介護職、セラピスト、ネイリスト**など、フットケアにかかわるすべての方に役立つ1冊です！

全日本病院出版会　〒113-0033 東京都文京区本郷 3-16-4　Tel：03-5689-5989
www.zenniti.com　Fax：03-5689-8030

MB Derma, 324：1-8, 2022.

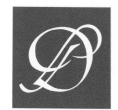

◆特集／好中球が関わる皮膚疾患 update

化膿性汗腺炎

大嶺卓也*

Key words：化膿性汗腺炎(hidradenitis suppurativa)，多因子疾患(multifactorial disease)，ライフスタイル(life style)，サイトカイン(cytokine)，線維化(fibrosis)

Abstract 化膿性汗腺炎発症の契機は毛包の閉塞とそれに伴う炎症であり，初期病変の組織像は過角化と毛包単位の閉塞および毛包周囲炎を呈している．初期の病変部には好中球の集族がみられるが，その詳細な病態は明らかになっておらず，壊疽性膿皮症や膿疱性乾癬などと異なり，好中球が病態の主体ではない可能性がある．他の好中球性皮膚症と異なり，瘢痕，線維化をきたすことも特徴的である．化膿性汗腺炎はその発症や重症化に遺伝的背景や環境因子が関与する多因子疾患である．TNF-α, IL-17, IL-1 などのサイトカインが病変部で高発現しており，これらに対する抗体製剤の有用性が報告されているが，その効果は乾癬など他の皮膚疾患に対する効果と比較すると限定的であり，この疾患の病態の複雑さを表している．

はじめに

化膿性汗腺炎(Hidradenitis Suppurativa：HS)は，腋窩や鼠径部，臀部などの硬毛を有し真皮や皮下に強固に固定された終毛性毛包の閉塞や微細な感染などで誘発される持続性の慢性炎症である．熱感・疼痛を伴う紅斑や結節を生じ，多数の皮下硬結や瘻孔を形成し線維化の強い瘢痕にいたる(図1)．本邦では稀な疾患であり，一般にも医療者にもその認知度は低い．化膿性汗腺炎は遺伝要因と環境要因ともに重要な役割を果たす多因子疾患であるが，その病態については解明されていない部分も多く，有効な動物モデルも確立されていない．近年，複数の生物学的製剤や分子標的薬の有効性が報告されているが，いずれも乾癬でみられるような劇的な効果ではないことがこの疾患の病態の複雑さを表している．本稿では化膿性汗腺炎の疫学から病態まで，最近の知見について概説する．

* Takuya OMINE, 〒903-0215 沖縄県中頭郡西原町上原 207　琉球大学大学院医学研究科皮膚科学講座，助教

化膿性汗腺炎の疫学，肥満やライフスタイルとの関連

1．疫学

近年の研究で，東アジアと欧米の化膿性汗腺炎では，その疫学的特徴が異なることがわかってきた．欧米では 1：2.5〜1：3 と女性に多い一方，本邦では約 7：3 と男性に多い．欧米では 40%の症例に家族歴があるのに対し，日本では 2%にとどまる．日本を含め東アジアでは男性に多く，家族歴を有する症例は少ない．全世界に共通し，女性は腋窩部に多く男性は臀部に多い傾向にある[1]．メタボリック症候群の合併の多さは全世界共通であり，欧米の患者の 50%以上はメタボリック症候群を合併している．東アジアにおけるメタボリック症候群の合併率は不明だが，患者の 32.9%は BMI 25%以上の肥満である[1]．

2．肥満，喫煙との関連

化膿性汗腺炎患者では健常人と比較して有意に肥満率が高いことが知られている．東アジアにおいては 42〜73%，欧米では 45〜80%の患者が BMI25%以上の肥満であった[1]．化膿性汗腺炎の

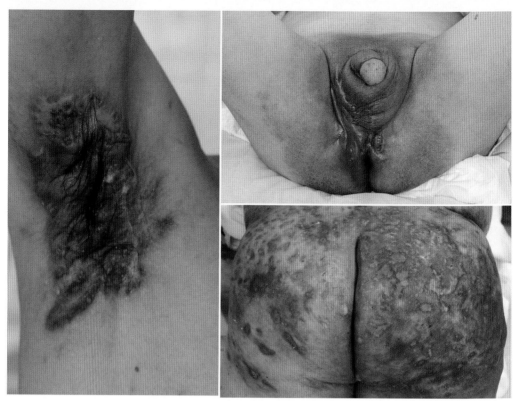

図 1. 化膿性汗腺炎の臨床所見
腋窩や臀部，会陰部に炎症性結節，膿瘍，瘻孔，瘢痕を生じる．

a	b
	c

		患　者	沖縄県[*]一般人口	全国[*]一般人口
喫煙率	男性	65.9%	29.6%	30.2%
	女性	28.6%	7.8%	8.2%
BMI (kg/m²)	男性	28.0	24.1	23.8
	女性	29.0	23.8	22.6

表 1.
琉球大学の化膿性汗腺炎症例の BMI，
喫煙率．一般人口との比較

＊：平成 28 年　国民健康，栄養調査

重症度スコアである Sartorius スコアと患者の
BMI が相関しており，肥満は化膿性汗腺炎の発症
や重症度に寄与していると考えられる．肥満によ
る間擦部の摩擦や荷重ストレス，毛包の破壊，さ
らに乾癬と同様に脂肪細胞からの TNF-α などの
炎症性サイトカインの産生などが発症や重症化に
関与していると考えられている[2]．

　これまでの研究で，化膿性汗腺炎は喫煙との強
い関連が指摘されている．患者の喫煙率は高く東
アジアでは 29～56%，欧米では 57～76% と報告さ
れている[1]．喫煙や肥満などの背景因子を多変量
解析した疫学解析では，化膿性汗腺炎患者は健常
人に比べて，喫煙率が有意に高かったが，過去の

喫煙歴と化膿性汗腺炎の相関はみられなかっ
た[3]．化膿性汗腺炎の重症度と喫煙に関しては，
喫煙者は非喫煙者に比べて有意に Sartorius スコ
アが高かったとする報告がある[4]一方，喫煙者と
非喫煙者では重症度に有意な差はなかったとする
報告もあり[5]，重症化との関連についての結論は
ついていない．喫煙による血中 IL-1β や TNF-α
などのサイトカイン上昇が発症のメカニズムとし
て提唱されている．筆者らは琉球大学における化
膿性汗腺炎の疫学調査を行い，患者は県内の一般
人口と比較して喫煙率，BMI が高いという特徴を
見い出した（表 1）．重症例が多いという施設バイ
アスはあるものの，喫煙と肥満が化膿性汗腺炎の

発症と重症化に寄与していることを示唆するデータである.

3. 食生活と化膿性汗腺炎

近年,エビデンスは乏しいものの化膿性汗腺炎と欧米型の食生活との関連が複数報告されている.

a）炭水化物と乳製品

欧米型の食生活の特徴として,パンなどの精製された炭水化物と乳製品の多量摂取が挙げられる.化膿性汗腺炎の病態の1つに,アンドロゲン過剰が報告されているが,炭水化物の過剰摂取による高インスリン血症は,高アンドロゲン血症を引き起こすことが報告されている[6].実際,化膿性汗腺炎患者に対して,インスリン抵抗性改善作用のある糖尿病薬のメトホルミンを投与したオープンラベル試験では,重症度やDLQIの改善が報告されている[7].

乳製品にはホエイや天然のアンドロゲンやその前駆体,その他様々な成長因子が含まれている.ホエイはインスリンを増加させる作用があり,乳製品の過量摂取は直接的にも間接的にもアンドロゲン過剰を介し,化膿性汗腺炎を増悪させる可能性がある.化膿性汗腺炎患者に食後血糖の上昇がゆるやかな低GI（Glycemic Index）食の摂取と,乳製品を控えるように指導した介入研究では,83%の患者で重症度の改善がみられた[8].

b）脂質

乾癬と同様に化膿性汗腺炎と高脂肪食の関連が指摘されている.動物性油脂やバターに多く含まれる飽和脂肪酸は乾癬を悪化させることが知られている[9]が,化膿性汗腺炎患者においても,健常対照群と比較し飽和脂肪酸の摂取量が有意に高く,植物,魚油に含まれる不飽和脂肪酸の摂取量が低いことがわかっている[10].

動物実験レベルでも高脂肪食との関連の解明が試みられており,高脂肪食を負荷したマウスにおいて,毛包の過角化がみられたと報告されている.さらに,この高脂肪食負荷マウスの皮膚にフォルボールエステル（phorbol 12-myristate 13-acetate）で刺激したところ,好中球性の毛包炎が誘発された.一方,通常食マウスには好中球性毛包炎は誘発されなかった[11].その他,高脂肪食とサイトカインの関連を調べた研究では,高脂肪食マウスでは,腸上皮や血清でIL-1βやTNF-αなどのサイトカインの分泌が上昇していたとされる[12].これらのサイトカインは化膿性汗腺炎の病態形成にも重要なサイトカインであり,高脂肪食と化膿性汗腺炎の関連が示唆される.

化膿性汗腺炎の病態

1. 病態の概要

化膿性汗腺炎では,毛包の閉塞とそれに伴う炎症が病態の中心であると考えられている.病理組織学的には,真皮,脂肪織において毛包の閉塞や表皮嚢腫様の構造がみられ,その周囲に好中球,リンパ球の浸潤がみられる.慢性化した病変では瘻孔形成がみられ形質細胞の浸潤が目立ち,しばしば膠原線維,弾性線維が増生し線維化から瘢痕を形成する.特に弾性線維は局所的に密に増生する様子が見い出され,化膿性汗腺炎病変部の線維化,瘢痕化を特徴づけていると考えられる（図2）

2. 好中球

化膿性汗腺炎では,好中球は特に炎症の初期に観察されるが,その詳細な病態はまだ不明である.初期の病変では,毛包の閉塞を契機に,ケラチンや細菌を含む毛包の内容成分が真皮に漏出し,毛包周囲に好中球とリンパ球が主体の強い炎症が惹起される.近年,乾癬と同様に化膿性汗腺炎でも抗IL-17抗体の有効性が報告されているが,Kellyらは化膿性汗腺炎病変部の好中球がIL-17を産生していることを示した[13].好中球は,NETs（neutrophil extracellular traps）とよばれる網目状の構造物を形成するNETosisをしばしば示す.これにより微生物を補捉することが可能である.Byrdらは,化膿性汗腺炎患者の末梢血から分離した好中球が,健常人の好中球と比較してNETs形成が促進されていることを報告した[14].NETは,家族性地中海熱などの自己炎症性疾患において,インフラマソームの活性化に関与して

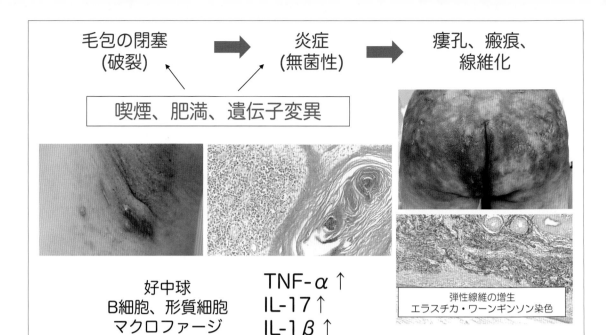

図 2. 化膿性汗腺炎の病態
毛包の閉塞を契機に炎症が生じ結節や膿瘍を形成する．病変部では TNFα，IL-1β，IL-17 などが高発現しており，好中球やマクロファージ，形質細胞の浸潤がみられる．炎症が慢性化すると瘻孔を形成し，最終的には瘢痕形成に至る．

いるとされており，化膿性汗腺炎の病態にも同様の機序で寄与している可能性がある．

3．TNF-α，その他のサイトカイン

TNF-α 阻害薬が有効であることから，TNF-α は化膿性汗腺炎の病態形成に重要な役割を担っていると考えられる．実際，患者末梢血中の TNF-α 濃度は高値であり[15]，また病変部皮膚でも患者非病変部や健常人の皮膚と比べ TNF-α，IL-1β の発現が高いと報告されている[16]．化膿性汗腺炎の病変部では，リンパ球，好中球の強い浸潤があるが，TNF-α はこれらの炎症細胞の遊走を促進し活性化し，IL-1β などの産生を促進する．IL-17 は乾癬の病態形成におけるキープレーヤーであるが，化膿性汗腺炎においても，患者の末梢血中の IL-17 濃度は重症度に相関していたと報告されている[17]．IL-17A 阻害薬の有効性についても複数の症例報告があり，現在日本を含む全世界での治験が進行中である．化膿性汗腺炎の病変部では，制御性 T 細胞の減少が報告されている．制御性 T 細胞は毛包幹細胞の周囲に局在し，毛包の分化と増殖を調節しているとされる．化膿性汗腺炎にお

いては何らかの原因で制御性 T 細胞が減少し，これにより毛包の恒常性が破綻し毛包の閉塞につながるとする説がある[18]．その他，IL-6 や IL-36 などのサイトカインが化膿性汗腺炎の病変部皮膚で高発現しているとの報告があるが，これらがどのように病態に関与しているかは明らかでない[19]．

4．線維化，細胞外マトリックス

化膿性汗腺炎では，慢性期において病変部の線維化がみられる．病理学的には膠原線維と弾性線維の増生がみられ，これは炎症を繰り返すことにより創傷治癒機構が働き I 型および III 型コラーゲン，エラスチンが過剰に沈着すると考えられている[20]．M2 マクロファージは線維芽細胞の筋線維芽細胞への分化に関与し，膠原線維の増生を促すなど，創傷治癒において重要な役割を果たす細胞として知られているが，化膿性汗腺炎の病変部においても検出される[21]．化膿性汗腺炎においても同様の機序で病変部の線維化に関与している可能性がある．

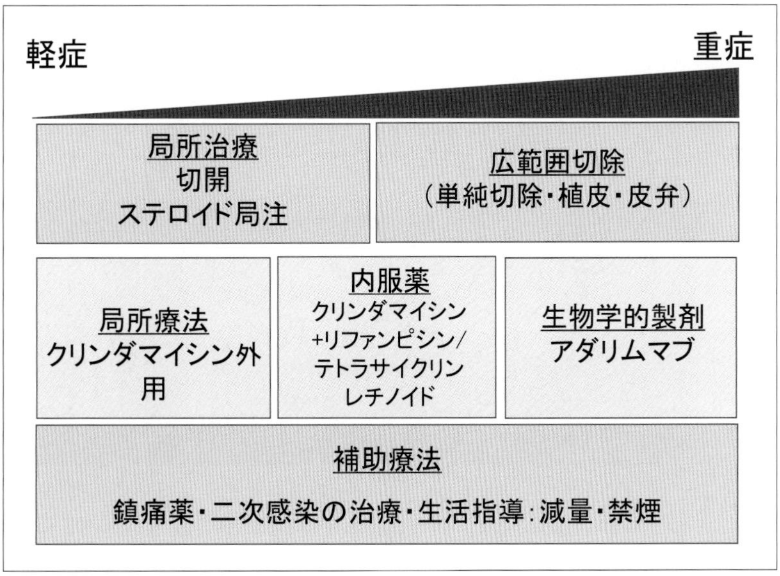

図 3.
化膿性汗腺炎の治療
重症度に応じて治療法を選択する．禁煙や減量などの生活指導は重症度に関係なく重要である．
（文献 25 より作成）

5. 遺伝性疾患，自己炎症性疾患としての位置づけ

一部の化膿性汗腺炎の家族例で，γセクレターゼ分子を構成する遺伝子群の変異が報告されている．γセクレターゼは蛋白分解酵素複合体の 1 種であり，アミロイド前駆体や Notch 受容体を基質とする．γセクレターゼは presenilin, nicastrin, presenilin enhancer-2, anterior pharynx defective-1 の 4 サブユニットで構成されており，これまでに化膿性汗腺炎の家族例で PSEN1, NCSTN, PSENEN 遺伝子の変異が同定されている[22]．Notch は細胞分化制御に機能する細胞膜受容体であり，γセクレターゼにより切断された Notch の細胞質内領域が核内に移行すると，細胞の分化・増殖が刺激される．Notch は毛包幹細胞の分化も制御していると考えられており，表皮特異的に Notch1 遺伝子を欠失させたマウスでは，毛包の閉塞が確認された[23]．家族性の化膿性汗腺炎では，γセクレターゼ変異による Notch 受容体の核移行の阻害により毛包形成が障害され，毛包の閉塞をきたし化膿性汗腺炎を発症すると考えられている．Notch を表皮特異的にノックアウトしたマウスでは表皮嚢腫が多発するものの，炎症は惹起されず疾患モデルとしては不完全であった[23]．化膿性汗腺炎に特異的な炎症を引き起こす他の因子の存在が予想される．PAPA 症候群は壊疽性膿皮症，集簇性痤瘡，化膿性無菌性関節炎を生じる常染色体優性の疾患である[24]．原因遺伝子として PSTPIP1 遺伝子が同定されており，この機能獲得型変異により PSTPIP1 が恒常的に pyrin に結合することで，pyrin のインフラマソームへの阻害作用が低下し，IL-1β の遊離などを介した炎症性シグナルが持続するものと考えられている[24]．また，PAPA 症候群関連疾患として，壊疽性膿皮症，集簇性痤瘡，化膿性汗腺炎を呈する PASH 症候群が報告された．さらに PASH 症候群に無菌性関節炎や乾癬性関節炎を伴う PAPASH 症候群や PsAPASH 症候群も提唱されている．これらの症候群ではステロイドの全身投与のみでは寛解が難しいことも多く，カナキヌマブなどの IL-1 阻害薬の有効性が報告されている[24]．壊疽性膿皮症，化膿性汗腺炎，乾癬の複数を同時に発症するこれらの症候群は，インフラマソームを始めとした自然免疫と TNF が関与する好中球性皮膚症が密接に関わることを示唆している．

病態から考える治療の実際

化膿性汗腺炎は従来，慢性の皮膚感染症と考えられていたが，その病態が徐々に明らかになり，炎症性疾患として認識されるようになった．現在でも抗生物質はよく使用されるが，抗炎症作用を有するテトラサイクリン系やマクロライド系抗生

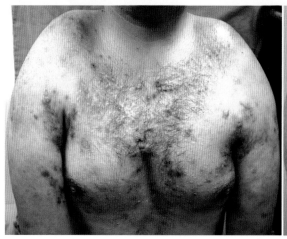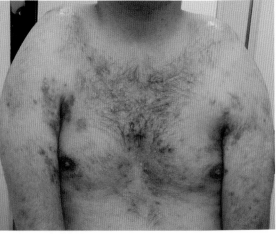

図 4. アダリムマブ使用例(筆者症例)　　　　　　　　　　　　　a b
a：アダリムマブ使用前. 体幹に炎症性結節が多数みられる.
b：アダリムマブ投与 2 週後. 多くの炎症性結節が平坦化, 色
　　素沈着となっている.

物質が用いられることが多い. 食生活, 禁煙や減量などに関する生活指導は重症度に関係なく重要である.

　基本的に治療は重症度に基づいて選択する[25](図 3). 軽症〜中等症では, 局所の抗生剤外用, 内服が推奨される. 病変の切除やドレナージ, ステロイド局所注射を症例に応じて行う. 局所療法で難治な中等症〜重症では, 広範な切除術, 皮弁・植皮術などの外科的治療が推奨されている. 重症〜最重症では, 局所療法と外科治療に加えてレチノイドやプレドニゾロン内服, 生物学的製剤(抗 TNF-α 抗体)の使用が選択肢となる. 本邦ではレチノイドの保険適用がないため, Hurley 分類 Ⅱ や Ⅲ の重症例では, 広範な外科的治療もしくは抗 TNF-α 抗体のアダリムマブの投与が主に行われている(図 4). アダリムマブは化膿性汗腺炎の治療を大きく進歩させたが, 少なからず無効例も存在する. その効果を事前に予測することは難しく, どのような症例に効果があり, どのような症例に効かないのか, 治療効果を予測するうえでも今後の症例集積が望まれる.

　抗 TNF-α 抗体以外では, 抗 IL-17 抗体, 抗 IL-1 抗体などの有用性が報告されている[25]. 現在, これらの生物学的製剤を含む多くの治験が進行, 予定されている. また, 生物学的製剤以外にも PDE4 阻害薬であるアプレミラストの有用性が報告されており[26], 治療の新たな選択肢となる可能性がある.

　重症例では外科治療と生物学的製剤の併用を考慮する場合も多い. 術前の補助療法として生物学的製剤を使用し病変を縮小させたうえで手術を行うか, 術後の維持療法として使用するかなどまだ一定の見解はない. 筆者らの経験では重症例でも, 広範切除で病変が確実に切除された症例はほとんど再発がみられてない. 生物学的製剤は術後補助療法として使用するのみではなく, 術前療法として使用し, あらかじめ病変の範囲を縮小させておくことで, 手術の侵襲や手術後の瘢痕醜形を軽減できるのではないかと考えている.

まとめ

　化膿性汗腺炎の病態には遺伝的背景, 環境因子など様々な要因が関与していることがわかってきた. 生物学的製剤の登場により化膿性汗腺炎の治療は大きく進歩したが, 不応例も多く, この疾患の病態が単純ではないことを示唆している. 重症例では未だに広範囲の切除術が最も確実な方法であるが, 整容面の問題など患者の負担は大きい. 新たな治療法の開発のためにも, 病態のさらなる解明が望まれる.

文 献

1) Omine T, Miyagi T, Hayashi K, et al：Clinical characteristics of hidradenitis suppurativa patients in Okinawa, Japan. *J Dermatol*, **47**(8)：855-862, 2020.

2) Zouboulis CC, Desai N, Emtestam L, et al：European S1 guideline for the treatment of hidradenitis suppurativa/acne inversa. *J Eur Acad Dermatol Venereol*, **29**(4)：619-644, 2015.

3) Revus J, Canoui-Pirine F, Wolkenstein P, et al：Prevalence and factors associated with hidradenitis suppurativa：results from two case-control studies. *J Am Acad Dermatol*, **59**(4)：596-601, 2008.

4) Sartorius K, Emtestam L, Jemec GBE, et al：Objective scoring of hidradenitis supprativa reflecting the role of Tabaco smoking and obesity. *Br J Dermatol*, **161**(4)：831-839, 2009.

5) Canoui-Poitrine F, Le Thuaut A, Revuz JE, et al：Identification of three hidradenitis suppurativa phenotypes：latent class analysis of a cross-sectional study. *J Invest Dermatol*, **133**(6)：1506-1511, 2012.

6) Karagiannidis I, Nikolakis G, Sabat R, et al：Hidradenits suppurativa/Acine inversa：an endocrine skin disorder? *Rev Endocr Metab Disord*, **17**(3)：335-341, 2016.

7) Verdolini R, Clayton N, Smith A, et al：Metformin for the treatment of hidradenitis suppurativa；a little help along the way. *J Eur Acad Dermatol Venereol*, **27**(9)：1101-1108, 2013.

8) Danvy FW：Diet in the prevention of hidradenitis suppurativa(acne inversa). *J Am Acad Dermatol*, **73**(5)：S52-54, 2015.

9) Nakamizo S, Honda T, Kabashima K, et al：Ssturated fatty acid as possible key amplifiers of psoriatic dermatitis. *J Invest Dermatol*, **138**(9)：1901-1903, 2018.

10) Barre L, Fabbrocini G, Annunziata G, et al：Role of nutrition and adherence to the Meditettanean diet in the multidisiplinary approach of hidradenitis suppurativa：evaluation of nutritional status and its association with severity of disease. *Nutrients*, **11**：1-17, 2019.

11) Nakamizo S, Honda T, Sato T, et al：High-fat diet induces a predisposition to follicular hyperkeratosis and neutrophilic folliculitis in mice. *J Allergy Clin Immunol*, **148**(2)：473-485, 2021.

12) Guo X, Li J, Tang R, et al：High Fat Diet Alters Gut Microbiota and the Expression of Paneth Cell-Antimicrobial Peptides Preceding Changes of Circulating Inflammatory Cytokines. *Mediators Inflamm*, doi：10.1155/2017/9474896, 2017.

13) Kelly G, Hughes R, McGarry T, et al：Dysregulated cytokine expression in lesional and nonlesional skin in hidradenitis suppurativa. *Br J Dermatol*, **173**(6)：1431-1439, 2015.

14) Byrd AS, Carmona-Rivera C, O'Neil LJ, et al：Neutrophil extracellular traps, B cells, and type Ⅰ interferons contribute immune dysregulation in hidradenitis suppurativa. *Sci Transl Med*, doi：10.1126/scitranslmed.aav5908, 2019.

15) Matusiak L, Bieniek A, Szepietowski JC：Increased serum tumour necrosis factor-alpha in hidradenitis suppurativa patients：is there a basis for treatment with anti-tumour necrosis factor-alpha agents? *Acta Derm Venereol*, **89**(6)：601-603, 2009.

16) Van Der Zee HH, Ruiter L, Van den Broecke DG, et al：Elevated levels of tumour necrosis factor (TNF)-α, interleukin(IL)-1β and IL-10 in hidradenitis suppurativa skin：a rationale for targeting TNF-α and IL-1β. *Br J Dermatol*, **164**(6)：1292-1298, 2011.

17) Matusiak L, Szczęch J, Bieniek A, et al：Increased interleukin(IL)-17 serum levels in patients with hidradenitis suppurativa：Implications for treatment with anti-IL-17 agents. *J Am Acad Drmatol*, **76**(4)：670-675, 2017.

18) Melnik BC, John SM, Chen W, et al：T helper 17 cell/regulatory T-cell imbalance in hidradenitis suppurativa/acne inversa：the link to hair follicle dissection, obesity, smoking and autoimmune comorbidities. *Br J Dermatol*, **179**(2)：260-272, 2018.

19) Sabat R, Jemec GBE, Matusiak L, et al：Hidradenitis suppurativa. *Nat Rev Dis Primers*, **6**(1)：1-18, 2020.

20) Nisar S, Roberson JL, Camey BC, et al：Further histological and cellular characterization of hidradenitis suppurativa in 11 patients. *Rplasty*, **19**：e21, 2019.

21) Byrd AS, Kerns ML, Williams DW, et al：Colla-

gen deposition in chronic hidradenitis suppurativa : potential role for CD163(＋)macrophages. *Br J Dermatol*, **179**(3)：792–794, 2018.

22) Pink AE, Simpson MA, Dsai N, et al：Mutations in the γ-secretase genes NCSTN, PSENEN, and PSEN1 underlie rare forms of hidradenitis suppurativa(acne inversa). *J Invest Dermatol*, **132**(10)：2459–2461, 2012.

23) Nicolas M, Wolfer A, Raj K, et al：Notch1 functions as a tumor suppressor in mouse skin. *Nat Genet*, **33**(3)：416–421, 2003.

24) Gasparic J, Theutriis P, Femec GB：Recognizing syndromic hidradenitis suppurativa：a review of the literature. *J Eur Acad Dermatol Venereol*, **31**(11)：1809–1816, 2017.

25) Zouboulis CC, Desai N, Emtestam L, et al：Europian S1 guideline for the treatment of hidradenitis suppurativa/*acne inversa*. *J Eur Acad Dermatol Venereol*, **29**(4)：619–644, 2015.

26) Aarts P, Vossen A, Van der Zee HH, et al：Long-term treatment with apremilast in hidradenitis suppurativa：A 2-year follow-up of initial responders. *J Am Acad Dermatol*, **85**(1)：258–269, 2021.

MB Derma, 324：9-17, 2022.

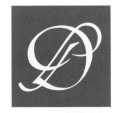

◆特集／好中球が関わる皮膚疾患 update

家族性化膿性汗腺炎

西盛信幸*　　葉山惟大**

Key words：化膿性汗腺炎(hidradenitis suppurativa)，家族性化膿性汗腺炎(familial hidradenitis suppurativa)，γセクレターゼ(γ-secretase)，Notch シグナル(Notch signaling)，Presenilin (PSEN，PS)，Presenilin enhancer-2(PSENEN，PEN-2)，Nicastrin(NCSTN)，Anteiror pharynx defective 1(APH 1)

Abstract　化膿性汗腺炎は慢性・炎症性・再発性・消耗性の皮膚毛包性疾患であり，患者の生活の質を著しく障害し，皮膚だけでなく全身の諸臓器に影響を及ぼす．化膿性汗腺炎は自然免疫の活性化を中心とした毛包の炎症性疾患であり，Notch シグナルの異常が一因として考えられている．Notch 受容体の切断に関与する細胞膜内酵素である γ-secretase の遺伝子変異が報告されており，γ-secretase を中心とした化膿性汗腺炎について解説する．

はじめに

　化膿性汗腺炎(OMIM 142690)は慢性，炎症性，再発性，消耗性の皮膚毛包性疾患であり，一般には思春期以降に発症し，数十年にわたって症状が継続する．アポクリン腺が多い腋窩，鼠径部，肛囲，外陰部に好発し，有痛性の結節，膿瘍を繰り返し，やがて瘻孔や瘢痕に至る．化膿性汗腺炎は患者の健康や生活に影響を及ぼし[1)2)]，Quality of Life や職業生活に障害をもたらす結果，経済的にも大きな影響を与える[3)4)]．有病率は0.7〜1.2%と報告されており[4)]，欧米では女性に多いが，本邦では男性優位で比較的重症な患者が多い[5)]．化膿性汗腺炎の炎症は，皮膚だけでなく全身の諸臓器にも影響を及ぼし，メタボリックシンドローム，2型糖尿病，アテローム性動脈硬化症，脊椎関節炎(Spondyloarthritis：SpA)，炎症性腸疾患(Inflammatory bowel disease：IBD)やうつ病の罹患率が増加する[2)]．近年，Notch 受容体の切断に関連する細胞膜内酵素である γ-secretase の遺伝子変異が本症の原因の1つとして報告されている．γ-secretase 遺伝子変異は化膿性汗腺炎全体の約5%にみられるが[1)]，遺伝子変異を持つ患者は臀部に症状がみられやすく，重症化しやすい[6)]．家族性化膿性汗腺炎患者は，海外の報告では30〜40%，本邦では4%にみられ，欧米と比較すると本邦での報告は非常に少ない[2)5)]．

Notch シグナル

　従来，化膿性汗腺炎はアポクリン腺の細菌性皮膚感染症と考えられていたが，近年自然免疫の活性化を中心とした毛包から始まる自己炎症性疾患であることがわかってきた[2)]．毛包漏斗部の角質増殖と毛包上皮の増殖による毛包閉塞は，化膿性汗腺炎の初期変化にみられ囊腫を形成するようになる．囊腫が破綻すると著明な局所免疫反応が誘導され，有痛性の炎症と膿瘍を形成する．局所免疫応答の場には好中球，リンパ球，マクロファージ，樹状細胞などの炎症細胞が浸潤する．炎症反応が持続，悪化すると最終的に瘻孔や瘢痕を形成

＊　Nobuyuki NISHIMORI，〒173-8610　東京都板橋区大谷口上町 30-1　日本大学医学部皮膚科学系皮膚科学分野，助教
＊＊　Koremasa HAYAMA，同，助教

表 1. 家族性化膿性汗腺炎の診断基準（案）

A. 臨床診断項目

腋窩，鼠径部，臀部，頭部などに下記の症状を 6 か月以上有する．
また臀部は左右それぞれを 1 部位とする．
① 繰り返す膿瘍または排膿，② 瘢痕または結節・索状硬結，③ 瘻孔

B. 検査所見

診断基準となるような検査項目はないが，下記の病理組織学的所見が参考となる．
① 毛包の角栓形成と毛包内への白血球の浸潤，② 真皮での瘻孔あるいは類洞の存在

C. 鑑別診断

せつ，よう，毛巣洞，放線菌感染，ネコひっかき病，皮膚腺病，鼠径リンパ肉芽腫症，クローン病および潰瘍性大腸炎の肛門周囲病変，悪性腫瘍

D. 遺伝学的検査

r-secretase 遺伝子に疾患関連変異あり，または家族歴あり．

＜診断のカテゴリー＞

Definite：A のうち 2 部位以上で 1 項目以上を満たし，C の鑑別すべき疾患を除外でき，かつ D の 2 つを満たす．または A のうち 1 部位で 2 項目以上を満たし，C の鑑別すべき疾患を除外でき，かつ D の 2 つを満たすもの．

Probable：A のうち 2 部位以上で 1 項目以上を満たし，C の鑑別すべき疾患を除外でき，かつ D の 1 つを満たす．または A のうち 1 部位で 2 項目以上を満たし，C の鑑別すべき疾患を除外でき，かつ D の 1 つを満たすもの．

Possible：A のうち 2 部位以上で 1 項目以上を満たし，C の鑑別すべき疾患を除外できるが，D を満たさないもの．または A のうち 1 部位で 2 項目以上を満たし，C の鑑別すべき疾患を除外できるが，D を満たさないもの．

（文献 11 より引用改変）

するが，近年この炎症の一因として Notch シグナルの異常が考えられている[7]．

Notch シグナルは皮膚を含め様々な臓器で細胞増殖，細胞分化，細胞死に関わり[8)9]，皮膚においては毛包幹細胞のケラチノサイトへの分化の抑制，制御性 T 細胞の免疫抑制および制御性 T 細胞を介した毛髪再生を誘導する．

Notch シグナルが障害されると，ケラチノサイトの増殖と分化が起こり，毛包内のケラチノサイトの増加，毛包分化異常，正常な毛包サイクルの障害により，ケラチン物質を含む囊腫が形成される[10]．毛包上皮細胞の分化異常が生じると，CK7（ハードケラチン）などのサイトケラチンが産生されず外的刺激などで囊腫が容易に破綻する．その結果ケラチンが真皮内に放出され，Toll-like 受容体を介したマクロファージの活性化を惹起する．さらに，Notch 依存性に炎症抑制に関わる MAPK phosphatase-1（MKP-1）の発現が抑制されるため，単球やマクロファージの活性が増強し炎症が慢性化すると考えられる．また化膿性汗腺炎患者の真皮マクロファージには IL-12 および IL-23 が豊富に発現しており，慢性期の化膿性汗腺炎では IL-17 を産生する Th 17 細胞の真皮への浸潤が多数みられる．化膿性汗腺炎患者の血清中 IL-17 濃度は重症度と比例するとの報告もあり，IL-23 から Th 17 細胞活性化に至る経路も化膿性汗腺炎における慢性炎症の病態に重要な役割を果たしていることが示唆されている[2)7]．

家族性化膿性汗腺炎

家族性化膿性汗腺炎において Notch 受容体の切断に関与する細胞膜内酵素である r-secretase の遺伝子変異が本症の原因の 1 つとして報告されている．海外の報告では化膿性汗腺炎患者の 30〜40％に家族歴がみられ，常染色体優性遺伝形式を示すが[1)2]，本邦における化膿性汗腺炎の家族歴は 4％であり欧米と比較し非常に少ない[5]．また，家族性化膿性汗腺炎患者は臀部に症状が出やすい[6]．厚生労働省の難治性疾患政策研究事業「皮膚の遺伝関連性希少難治性疾患群の網羅的研究」班にて検討された家族性化膿性汗腺炎の診断基準（案）を表 1 に示す[11]．

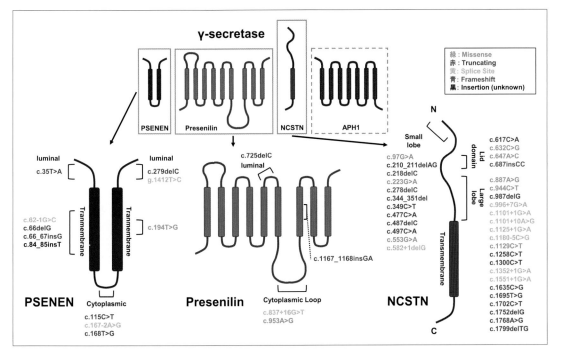

図 1. γ-secretase 遺伝子変異部位報告例
PSENEN：Presenilin enhancer-2, NCSTN：Nicastrin,
APH1：Anteiror pharynx defective 1
（文献 13 より引用改変）

近年，複数の民族で化膿性汗腺炎患者にγ-secretase 複合体のヘテロ接合型遺伝子変異が報告されている．2006 年に Gao らはゲノムワイド関連解析（genome-wide linkage scan：GWLS）を用いて 4 世代の中国人家系の 1p21.1-1q25.3（＞900 遺伝子領域）内に推定リスク遺伝子座を特定した[12]．また，2010 年に Wang らは，6 名の中国人化膿性汗腺炎患者で 1q23.2 遺伝子座に局在するγ-secretase 複合体の必須成分をコードする NCSTN, PSEN1, PSENEN 遺伝子のヘテロ接合性機能喪失変異（loss of function）を報告した[8]．その後の研究により，イギリス，フランス，タイ，アメリカ，日本，中国などからγ-secretase 遺伝子変異が報告されている[6]．

γ-secretase 遺伝子変異の頻度は稀であり，化膿性汗腺炎全体の約 5％と推定されている[1]．Vellaichamy らはγ-secretase 遺伝子変異の報告をまとめ，γ-secretase タンパクドメインにおける遺伝子変異部位を示した（図 1）[13]．また 2010～2020 年のγ-secretase 遺伝子変異についてまとめた Wang らの報告によると，これまで NCSTN 39

例，PSENEN 14 例，PSEN1 4 例を含む 57 例の遺伝子変異が報告されている．そのうち 17 例はフレームシフト変異，15 例はナンセンス変異，13 例はミスセンス変異，12 例はスプライスサイト変異であった[6]（表 2）．本邦でもこれまで 5 例の報告があり，本邦報告例のまとめを表 3 に示す[14]~[18]．

γ-secretase 遺伝子変異と化膿性汗腺炎については，Psen1-/Psen2-，Psen1-，Ncstn+/-マウスモデルで，毛包角化，嚢腫形成，表皮過形成，毛包萎縮，皮脂腺が欠如し，ヒトの化膿性汗腺炎と類似した組織学的特徴がみられた[10]．また，デスモイド腫瘍患者 17 名を対象にしたγ-secretase 阻害薬（niragacestat）の臨床試験では，9 名が腋窩などの間擦部位に周囲の炎症を伴う再発性毛包性病変や嚢胞性病変など，化膿性汗腺炎の臨床型と非常によく似た病変を示し，治療薬を中止するとこれらの病変は改善した[19]．

γ-secretase 遺伝子変異を有する患者は男性，アジア人に多く，重度で広範囲，治療抵抗性，解剖学的に非典型部位に生じ，集簇性痤瘡，壊疽性膿皮症，色素沈着異常を合併する[10]．我々は新規

表 2. *γ-secretase* 遺伝子変異報告例

PSEN 1 : Presenilin1

遺伝子	変　　異	タンパク質
NCSTN	c.210_211delAG	p.T70fsX18
	c.218delC	p.P73LfsX15
	c.450_459del	p.S151QfsX48
	c.487delC	p.Q163SfsX39
	c.687_688insCC	p.C230PfsX31
	c.978delG	p.M326lfsX30
	c.1325_1326insGTTGTTCTGTAGTGGC	p.D443LfsX6
	c.1752delG	p.E584DfsX44
	c.1912_1915delCAGT	p.S638fsX32
	c.97G>A	p.G33R
	c.182G>T	p.G61V
	c.223G>A	p.V75I
	c.553G>A	p.D185N
	c.632C>G	p.P211R
	c.647A>C	p.Q216P
	c.887A>G	p.E296G
	c.944C>T	p.A315V
	c.1229C>T	p.A410V
	c.1727G>T	p.G576V
	c.1768A>G	p.S590AfsX3
	c.349C>T	p.R117X
	c.477C>A	p.C159X
	c.497C>A	p.S166X
	c.617C>A	p.S206X
	c.1258C>T	p.Q420X
	c.1300C>T	p.R434X
	c.1285C>T	p.R429X
	c.1381delC	p.L461X
	c.1695T>G	p.Y565X
	c.1702C>T	p.Q568X
	c.1747C>T	p.R583X
	c.1876C>T	p.R626X
	c.582+1delG	
	c.996+7G>A	
	c.1101+1G>A	
	c.1101+10A>G	
	c.1180−5C>G	
	c.1352+1G>A	
	c.1551+1G>A	p.A486_T517del
PSENEN	c.43_56del	p.C15fs
	c.66delG	p.F23LfsX46
	c.66_67insG	p.F23VfsX98
	c.229_230insCACC	p.I77HfsX45
	c.279delC	p.F94SfsX51
	c.304T>A	p.X102RextX50
	c.194T>G	p.L65R
	c.35T>A	p.L12X
	c.115C>T	p.R39X
	c.168T>G	p.Y56X
	c.62−1G>C	
	c.166+2T>C	
	c.167−2A>G	
	c.1412T>C	
PSEN 1	c.725delC	p.P242LfsX11
	c.1167_1168insGA	p.S390EfsX20
	c.953A>G	p.E318G

（文献 6 より引用改変）

表 3. 本邦における *γ-secretase* 遺伝子変異例

報告年	著者	変異部位	
2013 年	Nomura Y, et al.	c.582＋1delG	NCSTN
2014 年	Nomura Y, et al.	c.1702C＞T, p.Gln568Term	NCSTN
2018 年	Kan T, et al.	c.43_56del14, p.Cys15fs	PSENEN
2020 年	Takeichi T, et al.	c.97G＞A, p.Gly33Arg	NCSTN
2020 年	Nishimori N, et al.	c.1285C＞T, pR429X	NCSTN

Nomura Y, et al : *Br J Dermatol*. 168 : 206, 2013.
Nomura Y, et al : *J Dermatol Sci*. 74 : 180, 2014.
Kan T, et al : *Clin Exp Dermatol*. 43 : 329, 2018.
Takeichi T, et al : *Br J Dermatol*. 182 : 491, 2020.
Nishimori N, et al : *Acta Derm Venereol*. 100 : adv00283, 2020.

(文献 14〜18 より引用)

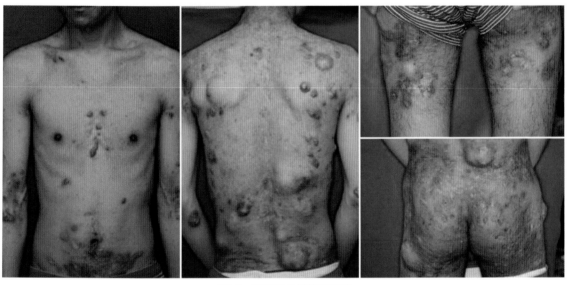

図 2. 家族性化膿性汗腺炎
体幹, 四肢に大小様々な結節や膿疱, 瘢痕が多発散在する.
Hurley 病期分類：Ⅲ, 改変 Sartorius score：180 点以上
(文献 18 より引用)

NCSTN 遺伝子変異を検出した日本人家族性化膿性患者の症例報告を行ったが, 患者は体幹・四肢の広範囲に結節, 膿疱, 瘢痕が多発散在し, 経過中に有棘細胞癌を発症する重篤な経過であった (図 2)[18]. 下記に経過を示す.

臨床例

36 歳, 男性. 初診 21 年前から繰り返す顔面, 体幹, 四肢の結節と膿瘍を主訴に当科を受診した. 患者の母, 弟, 母方の祖母, 叔父にも同様の症状がみられた. 初診時, 体幹, 四肢に大小様々な結節, 膿疱, 瘢痕が多発散在した. 複数回の外科的切除や抗菌薬による加療で十分な効果が得られなかった. 初診 6 年後, 右臀部に腫瘍が発生し, 皮膚生検の結果, 有棘細胞癌の診断であった. 外科的切除, 化学療法, 放射線療法による集学的治療を行ったが腫瘍は再発し, 仙骨と鼠径リンパ節に転移し, 初診 8 年後に亡くなった. 患者本人と弟の血液からゲノム DNA を抽出し, *PSEN1*, *PSENEN*, *NCSTN* 遺伝子の遺伝子解析を行ったところ, *NCSTN* 遺伝子の exon11 に c.1285C＞T (p.R429X) のヘテロ接合型一塩基変異を検出した[18].

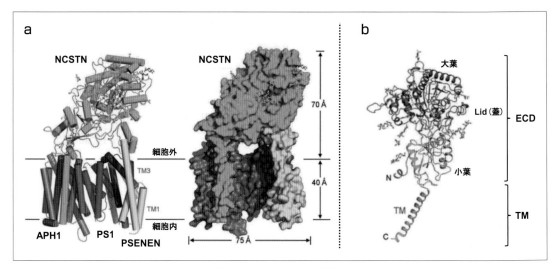

図 3. γ-secretase の構造
a：γ-secretase 複合体の構造
b：NCSTN の構造
PS1：Presenilin1, ECD：ectodomain, TM：transmembrane domain
（文献 20 より引用改変）

γ-secretase 複合体

γ-secretase 複合体は 20 個の膜貫通ドメイン（transmembrane domain：TM）を持つ膜内プロテアーゼ複合体であり（図 3），カドヘリン，アミロイド前駆体タンパク質（amyloid beta precursor protein：APP）や Notch 受容体を含む 30 を超えるタイプ I 膜貫通タンパク質の膜内切断に関与する[10)20)]．γ-secretase は Presenilin（PSEN，PS），Presenilin enhancer-2（PSENEN，PEN-2），Nicastrin（NCSTN），Anterior pharynx defective 1（APH 1）の 4 つの疎水性タンパク質から構成され，それぞれ *PSEN1/PSEN2, PSENEN, NCSTN* および *APH1A/APH1B* 遺伝子によってコードされる．Presenilin は *PSEN1* または *PSEN2* によってコードされ，APH 1 は *APH1A* または *APH1B* によってコードされるが，*PSEN1* と *PSEN2*（または *APH1A* と *APH1B*）は 1 つの γ-secretase 複合体に共存しない．さらに，*APH1A* と *APH1B* は選択的にスプライシングされるため少なくとも 6 つの異なる γ-secretase 複合体の組み合わせが存在する可能性がある[21)]．*γ-secretase* 遺伝子変異は *PSEN1, PSENEN, NCSTN* で発見されているが，*PSEN2, APH1A, APH1B* では確認されて

いない[10)]．

1．Presenilin

Presenilin は，γ-secretase 複合体の 4 つのタンパク質サブユニットのうち，触媒の中核を担っている．Presenilin は，N 末端と C 末端がそれぞれ細胞質側と細胞外側に面した 9 つの TM からなり，化膿性汗腺炎で報告された *Presenilin* 変異は，TM5 と TM6 の間の細胞外ドメイン（Ectodomain：ECD）（loop5），細胞質ループドメイン（loop6），TM7 にそれぞれ位置する[13)]．Presenilin の自己触媒による切断部位は TM6-TM7 間の配列にあり，TM6-TM7 間に位置するミスセンス変異 c.953A＞G は，Presenilin の触媒機能に影響を与える可能性がある[20)]．

Presenilin は，細胞分化，細胞内シグナル伝達，膜輸送，アミロイド β ペプチド生成など，複数の基本的機能に関与し，PSEN 1 ノックアウトマウスは毛包角化，囊腫形成，表皮過形成などの Notch 表現型を示すと同時にアミロイド β 蛋白の生成を阻害する[6)9)21)]．Presenilin は，早期発症の遺伝性アルツハイマー病や非アルツハイマー型認知症で知られており，アルツハイマー病では *PSEN1* に 170 以上の変異が同定されている．化膿性汗腺炎患者でも 4 つの *PSEN1* 変異が報告さ

れているが[6]，アルツハイマー病のリスクは増加しない[22]．その理由として化膿性汗腺炎，家族性アルツハイマー病はともに常染色体優性遺伝形式を示すものの，化膿性汗腺炎の*γ-secretase*遺伝子変異は機能喪失変異（loss of function）であるのに対して家族性アルツハイマー病の*γ-secretase*遺伝子変異は機能獲得変異（gain of function）であるためと考えられる[23]．

2．PSENEN

PSENEN は，Presenilin の非末端アミノ酸ペプチド結合の切断（エンドプロテオライシス）と活性化に必要な膜タンパク質である．3つの TM をもち N 末端，C 末端はそれぞれ細胞質側，細胞外側に面する．PSENEN は NCSTN および Presenilin と van der Waals 接触を介して相互作用する．Presenilin の TM4 には，TM3 の疎水性残基（Leu 71，Ile 75，Phe 78）を含む PSENEN の3つ全ての TM が結合する．さらに，PSENEN の細胞外側にある Phe94 も Presenilin の TM4 と相互作用する[20]．PSENEN で報告された14例の変異のうち，4例のフレームシフト変異，3例のナンセンス変異，1例のミスセンス変異が TM 内に，2例のフレームシフト変異が ECD 内に位置している[6]．フレームシフト変異（p.C15fs, p.F23LfsX46, p.F23VfsX98, p.I77HfsX45, p.F94SfsX51），ナンセンス変異（p.Leu12X, p.Arg39X, p.Y56X），そしてミスセンス変異の多くは Presenilin との相互作用に関与しており，その活性化に影響を与えると考えられる．

また*PSENEN*遺伝子変異の 85.7％（12/14）が，屈曲部の網状色素沈着を特徴とする稀な常染色体優性疾患である Dowling-Degos 病（Dowling-Degos Disease：DDD）を呈する[6]．化膿性汗腺炎と DDD の共発現は 1990 年に初めて報告され，その後も数多くの症例が報告されている．*In vivo* では，*PSENEN*遺伝子をノックダウンしたゼブラフィッシュで色素分布の異常がみられることから，PSENEN がメラノサイトの移動と分化に関与していることが明らかとなり[24]，*PSENEN*遺伝子

変異は化膿性汗腺炎を引き起こすと同時に，DDDを併発しやすくすることが示唆される[6]．

3．APH 1

γ-secretase 複合体の中で APH 1 は最も安定した構成要素であり，*γ-secretase* の集合と成熟において構造的な役割を担う[25]．APH 1 は7つの TM を持ち N 末端は細胞外側，C 末端は細胞質側に面する[21]．化膿性汗腺炎における APH 1 の変異はこれまで報告されていない．

4．NCSTN

NCSTN は*γ-secretase* 複合体の最大かつ必須の構成要素であり，化膿性汗腺炎で報告されている遺伝子変異の大部分が NCSTN で発見されている[20]．NCSTN は大葉，小葉，1つの TM からなる I 型膜貫通型糖タンパク質で，APH 1 の TM 1，TM5, TM7 と密接に重なり合っている[21]．TM は*γ-secretase* の構築に関与し，ECD は基質を直接かつ特異的に認識し基質結合に重要となる．NCSTN の巨大な ECD は*γ-secretase* の細胞外領域の大部分を形成し，*γ-secretase* 複合体を形成する際に大きな構造変化を起こす[20][21]．ECD は少なくとも 11 個の糖鎖を持ち，Presenilin 依存性の NCSTN 高グリコシル化が NCSTN の成熟，細胞表面への局在化，基質タンパク質の N 末端認識に必須となる[6][21]．ECD にある DAP ドメイン内の Glu 333 と Tyr 337 が基質結合の必須残基であり，DAP ドメインの 28 アミノ酸（残基 312-340）が除去されると*γ-secretase* 活性は消失する[20]ことから，DAP ドメインの 28 アミノ酸領域が*γ-secretase* の活性に必要とされる[25]．

γ-secretase 遺伝子で報告されているミスセンス，ナンセンス，フレームシフト変異と1例のスプライスサイト変異の全てが ECD 内に存在し，さらに DAP ドメインに影響を及ぼす変異が9例存在する．2015 年に Bai らは Lid（蓋）に覆われた親水性ポケットを NCSTN の構造中に発見した（図3）[20]．ECD が基質の動員，認識，結合に関与することから，化膿性汗腺炎の*NCSTN*遺伝子変異が ECD の構造を変化させ，ポケットの損傷を

引き起こし，Lid（蓋）の開放を妨げ，結果として
γ-secretase よる選択タンパク質の膜内切断や基
質結合が障害され，細胞内シグナル経路の制御に
影響を与えると推測される[26]．フレームシフト変
異とナンセンス変異のうち，13 例の変異
（p.T70fsX18, p.R73LfsX15, p.R117X, p.
S151QfsX48, p.C159X, p.Q163SfsX39, p.S166X,
p.S206X, p.C230PfsX31, p.M326IfsX30, p.Q420X,
p.R429X, p.R434X）が，Lid（蓋）や，ポケット構造
を障害し，NCSTN の構造変化を阻害すると考え
られる[20]．

化膿性汗腺炎患者におけるこうした *NCSTN*,
PSENEN, *PSEN1* の疾患原因遺伝子の発見は，
γ-secretase 複合体のハプロ不全が Notch シグナ
ル伝達の低下を介して化膿性汗腺炎を引き起こす
可能性を示唆している[8]．

おわりに

γ-*secretase* 遺伝子変異は家族性化膿性汗腺炎
で数多く報告されているが，家族歴を有する化膿
性汗腺炎患者のほとんどは γ-*secretase* 遺伝子変
異を持たず，γ-*secretase* 遺伝子変異の疾患発症に
寄与する遺伝的特徴は不明なままである．さらに
同定された γ-*secretase* 遺伝子変異に孤発例の報
告はなく，遺伝子異常だけでは病態生理を説明で
きない．化膿性汗腺炎は多遺伝子基盤により発症
すると考えられており[2]，一塩基多型を含む遺伝
的素因を特定するための取り組みなど，今後さら
なる研究や症例の蓄積が必要である．

文 献

1) Zouboulis CC, Desai N, Emtestam L, et al：European S1 guideline for the treatment of hidradenitis suppurativa/acne inversa. *J Eur Acad Dermatol Venereol*, **29**(4)：619-644, 2015.

2) Sabat R, Jemec GBE, Matusiak Ł, et al：Hidradenitis suppurativa. *Nat Rev Dis Primers*, **6**(1)：18, doi：10.1038/s41572-020-0149-1. 2020.

3) Hayama K, Fujita H, Hashimoto T, et al：Overall Impairment of Quality of Life in Japanese Patients with Hidradenitis Suppurativa：Comparison with National Standard. *Acta Derm Venereol*, **102**：adv00632. doi：10.2340/actadv.v101.1013, 2022.

4) Nguyen TV, Damiani G, Orenstein LAV, et al：Hidradenitis suppurativa：an update on epidemiology, phenotypes, diagnosis, pathogenesis, comorbidities and quality of life. *J Eur Acad Dermatol Venereol*, **35**(1)：50-61, 2021.

5) Hayama K, Fujita H, Hashimoto T, et al：Questionnaire-based epidemiological study of hidradenitis suppurativa in Japan revealing characteristics different from those in Western countries. *J Dermatol*, **47**(7)：743-748, 2020.

6) Wang Z, Yan Y, Wang B：γ-Secretase Genetics of Hidradenitis Suppurativa：A Systematic Literature Review. *Dermatology*, **237**(5)：698-704, 2021.

7) Melnik BC, Plewig G：Impaired Notch-MKP-1 signalling in hidradenitis suppurativa：an approach to pathogenesis by evidence from translational biology. *Exp Dermatol*, **22**(3)：172-177, 2013.

8) Wang B, Yang W, Wen W, et al：Gamma-secretase gene mutations in familial acne inversa. *Science*, **330**(6007)：1065, 2010.

9) Pan Y, Lin MH, Tian X, et al：gamma-secretase functions through Notch signaling to maintain skin appendages but is not required for their patterning or initial morphogenesis. *Dev Cell*, **7**(5)：731-743, 2004.

10) Pink AE, Simpson MA, Desai N, et al：γ-Secretase mutations in hidradenitis suppurativa：new insights into disease pathogenesis. *J Invest Dermatol*, **133**(3)：601-607, 2013.

11) 厚生労働科学研究費補助金難治性疾患等政策研究事業. 皮膚の遺伝関連性希少難治性疾患群の網羅的研究. 平成 29 年度総括・分担研究報告書.

12) Gao M, Wang PG, Cui Y, et al：Inversa acne (hidradenitis suppurativa)：a case report and identification of the locus at chromosome 1p21.1-1q25.3. *J Invest Dermatol*, **126**(6)：1302-1306, 2006.

13) Vellaichamy G, Dimitrion P, Zhou L, et al：Insights from γ-Secretase：Functional Genetics

of Hidradenitis Suppurativa. *J Invest Dermatol*, **141**(8)：1888-1896, 2021.

14) Nomura Y, Nomura T, Sakai K, et al：A novel splice site mutation in NCSTN underlies a Japanese family with hidradenitis suppurativa. *Br J Dermatol*, **168**(1)：206-209, 2013.

15) Nomura Y, Nomura T, Suzuki S, et al：A novel NCSTN mutation alone may be insufficient for the development of familial hidradenitis suppurativa. *J Dermatol Sci*, **74**(2)：180-182, 2014.

16) Kan T, Takahagi S, Shindo H, et al：A unique clinical phenotype of a patient bearing a newly identified deletion mutation in the PSENEN gene along with the pathogenic serum desmoglein-1 antibody. *Clin Exp Dermatol*, **43**(3)：329-332, 2018.

17) Takeichi T, Matsumoto T, Nomura T, et al：A novel NCSTN missense mutation in the signal peptide domain causes hidradenitis suppurativa, which has features characteristic of an autoinflammatory keratinization disease. *Br J Dermatol*, **182**(2)：491-493, 2020.

18) Nishimori N, Hayama K, Kimura K, et al：A Novel NCSTN Gene Mutation in a Japanese Family with Hidradenitis Suppurativa. *Acta Derm Venereol*, **100**(17)：adv00283, 2020.

19) O'Sullivan Coyne G, Woodring TS, Lee CR, et al：Hidradenitis Suppurativa-Like Lesions Associated with Pharmacologic Inhibition of Gamma-

Secretase. *J Invest Dermatol*, **138**(4)：979-981, 2018.

20) Bai XC, Yan C, Yang G, et al：An atomic structure of human γ-secretase. *Nature*, **525**(7568)：212-217, 2015.

21) Tolia A, De Strooper B：Structure and function of gamma-secretase. *Semin Cell Dev Biol*, **20**(2)：211-218, 2009.

22) Theut Riis P, Egeberg A, Gislason GH, et al：Patients with hidradenitis suppurativa have no increased risk of Alzheimer disease. *Br J Dermatol*, **177**(1)：273-275, 2017.

23) Cheung KH, Mei L, Mak DO, et al：Gain-of-function enhancement of IP3 receptor modal gating by familial Alzheimer's disease-linked presenilin mutants in human cells and mouse neurons. *Sci Signal*, **3**(114)：ra22. doi：10.1126/scisignal.2000818, 2010.

24) Ralser DJ, Basmanav FB, Tafazzoli A, et al：Mutations in γ-secretase subunit-encoding PSENEN underlie Dowling-Degos disease associated with acne inversa. *J Clin Invest*, **127**(4)：1485-1490, 2017.

25) Shah S, s Lee SF, Tabuchi K, et al：Nicastrin functions as a gamma-secretase-substrate receptor. *Cell*, **122**(3)：435-448, 2005.

26) Oikawa N, Walter J：Presenilins and γ-Secretase in Membrane Proteostasis. *Cells*, **8**(3)：209, 2019.

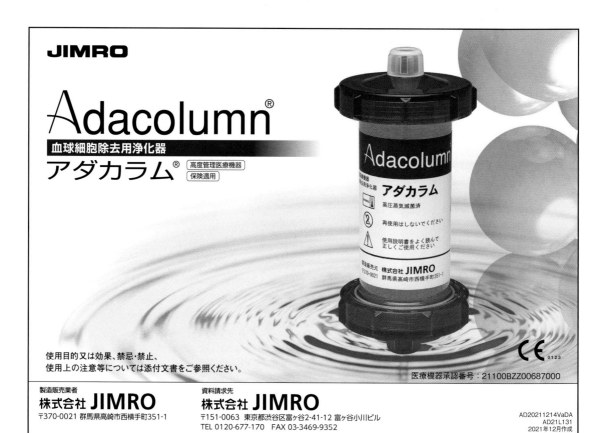
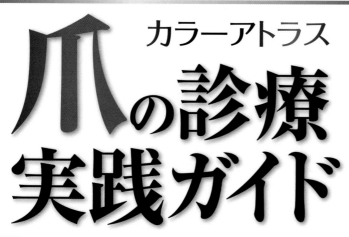

MB Derma, 324：19-26, 2022.

◆特集／好中球が関わる皮膚疾患 update

壊疽性膿皮症

山本俊幸*

Key words：無菌性膿瘍(aseptic abscess)，パテルギー(pathergy)，好中球性皮膚症(neutrophilic dermatosis)，自己炎症症候群(autoinflammatory syndrome)

Abstract 壊疽性膿皮症は，潰瘍型が大半を占め，他に膿疱型，水疱型，表在(増殖)型があり，さらに特殊なものとしてストーマ周囲型がある．潰瘍は下腿に好発し，増殖性・壊疽性で，辺縁は軽く堤防状に隆起し，その周囲に浮腫を伴う．基礎疾患には，関節リウマチ，炎症性腸疾患，造血系悪性腫瘍，大動脈炎症候群などがあるが，本邦では潰瘍性大腸炎が最も多い．些細な外的刺激，外傷，外科的処置・手術によって壊疽性膿皮症が誘発されることを pathergy といい，20〜30％程度にみられる．壊疽性膿皮症は好中球性皮膚症の代表的な疾患で，関節症状や内臓(肺，肝臓，腎臓，脾臓)の無菌性膿瘍などの皮膚外症状を合併することもある．治療は副腎皮質ステロイド薬の全身投与が第一選択であるが，難治例に最近抗 TNF 製剤も使用可能となった．

はじめに

壊疽性膿皮症(pyoderma gangrenosum：PG)は，好中球性皮膚症に位置づけられる比較的稀な疾患である．主に下腿に壊疽性，増殖性の深い潰瘍病変をきたす．生検組織像は好中球，単核球の浸潤を認めるが特異的な所見ではなく，潰瘍を呈する他疾患を除外したうえでの診断となる．本稿では，本症の臨床，病態，治療を中心に概説する．

壊疽性膿皮症の臨床

PG は，潰瘍型，膿疱型，水疱型，増殖型，ストーマ周囲型の5型に分類されることが多い(図1)．潰瘍型が最も多く，classical ulcerative PG と呼ばれることもある．初発疹は無菌性小膿疱，小水疱，小丘疹で，急速に潰瘍化，遠心性に拡大する．潰瘍の辺縁は青白く(あるいは紫色に)見える数ミリ幅の帯状を呈し，堤防状にわずかに隆起す

る．さらにその周辺には浮腫を伴う．また，潰瘍底は乳頭状に増殖する．

潰瘍が持続する経過中に，表面には膿苔が付着し細菌が二次的に検出されることも多い．部位は圧倒的に下腿が侵されるが，稀な部位として頭，顔面，耳，指趾，外陰部などがある．膿疱型は，紅暈を伴う孤立性の膿疱が頭，体幹，四肢に生じる．水疱型は，血液疾患に伴うことが多く，手背，前腕，下腿に好発する．これら3型は，一人の患者に同時にみられることも多い．増殖型は，下掘れの潰瘍ではなく上方への隆起性角化性病変で，潰瘍は比較的浅いため表在型(superficial)と同義とみなされることが多い．表在型のうち，組織学的に表皮の偽癌性増殖と，真皮内の巨細胞を囲む好中球，リンパ球の浸潤を呈するものは superficial granulomatous pyoderma と呼ばれる．Peristomal(Para-stomal)PG は，ストーマ周囲の PG で，ケブネル現象による．これらに加えて，postsurgical PG，drug-induced PG という名称もあり，いずれも原因(手術侵襲や薬剤)に重きを置いたものである．

* Toshiyuki YAMAMOTO，〒960-1295 福島市光が丘1 福島県立医科大学皮膚科学講座，教授

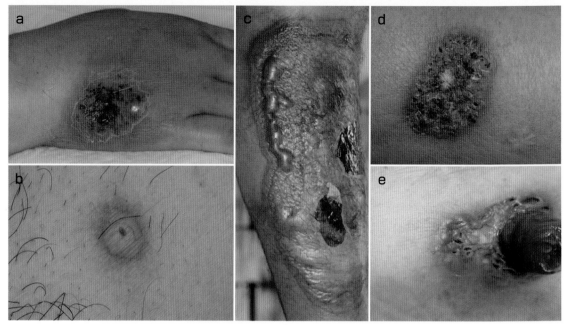

図 1. 壊疽性膿皮症の臨床
　a ：潰瘍型
　b ：膿疱型
　c ：水疱型
　d ：表在型
　e ：ストーマ周囲型

診　断

　統一された診断基準はない．これまでいくつか提唱されているが，内容をみると当たり前のようなものである．von den Driesch によるものでは大項目として，① 青白い深掘性，無菌性で慢性の潰瘍，② 潰瘍を形成する他の要因が否定できることの 2 つを満たし，さらに小項目として，① 潰瘍辺縁からの生検組織で好中球の浸潤，② 基礎疾患（炎症性腸疾患，関節リウマチ，血液疾患）の存在，③ 免疫抑制剤に対する速やかな治療反応性，のうち 2 つ以上を満たすものとしている[1]．Su らによるものでは大項目として，① 疼痛を伴う壊疽性潰瘍が急速に進行することと，② 他の原因による潰瘍が否定されることの 2 項目を満たし，さらに小項目として，① pathergy や篩状瘢痕，② 基礎疾患がある，③ 組織学的に真皮好中球の浸潤に加え単核球浸潤やリンパ球性血管炎の存在，④ 治療反応性がよいことの 4 項目のうち 2 つ以上を満たすこととしている[2]．また，ドイツの皮膚科教授を

対象にした調査項目で，診断の最重要項目は，① 紅色～青白い深掘性の辺縁，② 急速に進行する，③ 他疾患を除外，④ 免疫抑制剤に速やかに反応することの 4 項目としている[3]．2018 年に，Delphi Consensus による潰瘍型 PG の診断基準が提唱された[4]．これは大項目に潰瘍辺縁からの生検で好中球浸潤を認め，小項目として，① 感染の除外，② pathergy，③ 炎症性腸疾患か炎症性関節症の既往，④ 丘疹・膿疱・小水疱が出現してから 4 日以内に潰瘍化する，⑤ 潰瘍周囲の紅斑，穿掘性の潰瘍縁，圧痛を伴う，⑥ 多発する潰瘍のうち少なくとも 1 つは下腿前面に生じる，⑦ 治癒後の篩状または皺状の瘢痕，⑧ 免疫抑制剤による治療開始後 1 か月以内に潰瘍の縮小を認めることの 8 項目を挙げ，うち 4 項目以上満たせば感度 86%，特異度 90% と良好な結果を得られたとしている．

　2019 年に Jockenhöfer らによって提唱された診断基準では，10 項目（① 進行性の疾患（Progressing），② 鑑別診断による評価（Assessment），③ 赤紫色の辺縁を呈する潰瘍（Reddish），④ 免疫抑

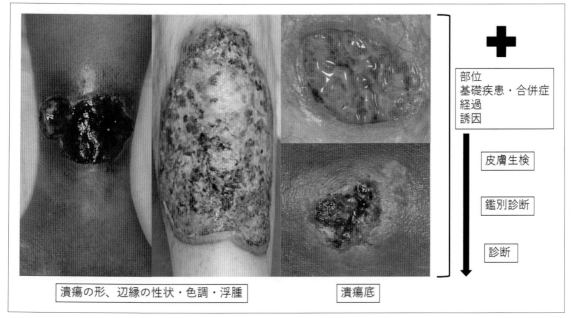

| 潰瘍の形、辺縁の性状・色調・浮腫 | 潰瘍底 |

図 2. 壊疽性膿皮症診断までの流れ
潰瘍辺縁や潰瘍底の臨床像，部位，基礎疾患，経過，誘因を参考に壊疽性膿皮症を疑い，
皮膚生検，他疾患の除外を進めていく．

制剤による改善（Amelioration），⑤ 不整形な潰瘍（Characteristically），⑥ 極度の痛み（VAS＞4/10）（Extreme），⑦ 局所的な創傷部位（Localization），⑧ 膿性炎症の病理所見（Suppurative），⑨ 穿掘性の潰瘍（Undermined），⑩ 関連する全身疾患（Systemic））で評価することを提案している[5]．基準の頭文字をとり PARACELSUS スコアと名付けられ，スコアの合計が 10 ポイント以上で PG の可能性が高いとされる．

　話を潰瘍病変に絞ると，臨床所見から PG を疑い，生検を施行，という流れになる．しかし実際は，発症から時間が経ってしまうと潰瘍周囲の浮腫がみられなくなったり，治療の影響が加わると，特徴的な臨床像は失われてしまい診断が困難となる．病理組織学的には特徴的な所見はなく，非特異的な慢性炎症像で，好中球，単核球の浸潤がみられる．しかし生検の時期により好中球浸潤の度合いは異なる．一方，基礎疾患に，炎症性腸疾患，血液疾患，関節リウマチ，大動脈炎症候群などがあると大いに参考になる．除外すべき疾患は多数あるが，特に下腿に潰瘍をきたす疾患が挙げられ，循環（血行）障害，血管炎，血栓症，感染

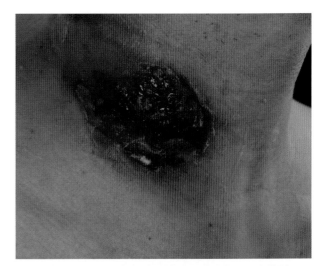

図 3. Pathergy（骨髄異形成症候群患者の中心静脈
カテーテル刺入部位に生じた潰瘍病変）

症，悪性腫瘍，などとの鑑別が問題となる[6]．以上述べてきた，PG 診断までの流れを図 2 に示す．

Pathergy

　PG は，些細な外傷，外的刺激を契機に発症することがある（図 3）．この現象を pathergy と呼び，PG 患者の 20～30％程度にみられる[7]．外的刺

表 1. 好中球性疾患の分類と，それぞれのタイプに含まれる主な疾患

深在型/皮下型	局面型/真皮型	表在型/表皮型	混在型
壊疽性膿皮症 化膿性汗腺炎 ベーチェット病 好中球性脂肪織炎 （皮下型 Sweet 病）	Sweet 病 持久性隆起性紅斑 Rheumatoid neutrophilic dermatosis	Amicrobial pustulosis of the scalp/fold 膿疱性乾癬 IgA 天疱瘡	PAPA 症候群 PASH 症候群 PAPASH 症候群

（文献 9 より一部改変）

激を受けた部位に，活性化した多核白血球が遊走してくるため，膿瘍が形成される．手術，帝王切開術などを契機に，急速に潰瘍が拡大することが多い．基礎疾患を有する患者では，点滴やカテーテル刺入を契機に発症することもある．しかし生検や些細な外傷で PG が悪化する頻度はそれほど多くなく 2〜3％程度である[7]．したがって生検は避けるべきではないが，ストーマ周囲型で生検後の潰瘍の拡大が懸念される場合には，生検後速やかに副腎皮質ステロイド薬（プレドニゾロン 20 mg/日程度）を投与するのも一法である．これに対し，大きな手術では 10〜20％程度で PG の悪化や再発がみられたと報告されている[7]．

好中球性皮膚症

活性化好中球の皮膚への浸潤によるもので，元々は，骨髄増殖性疾患に伴う Sweet 病や PG が報告された．現在では角層下膿疱症や持久性隆起性紅斑を始め，多くの疾患を含む疾患群と理解されている．これらの好中球性皮膚症は，皮膚病変の深さによって，neutrophilic dermatoses en plaque（Sweet 病など），superficial neutrophilic dermatoses（角層下膿疱症など），deep neutrophilic dermatoses（壊疽性膿皮症）に分類されている[8]．この分類に従うと，同じ壊疽性膿皮症でも，表在型（増殖型）は en plaque に含まれる．また Marzano らは，① 表皮型，② 真皮型，③ 真皮下層〜皮下型，④ 混在型に分類している（表 1）[9]．

皮膚外症状としては関節痛，関節症状（胸肋鎖関節炎など），無菌性膿瘍（肺，肝臓，腎臓，脾臓），眼症状（強膜炎，角膜潰瘍），好中球性筋炎，などが知られている．これらの皮膚外症状も一括して，活性化好中球性炎症による疾患を neutrophilic disease とする呼び方も提唱された[8]．

病 態

原因は不明であるが，好中球の機能障害（遊走能や貪食能の低下），病変部局所における T 細胞クローンの増殖などが報告されている[10]．病変部の炎症反応には，好中球走化因子である G-CSF，interleukin-8（IL-8），growth related oncogene-α（GRO-α）（CXCL 1）を始め種々の炎症性サイトカインの関与が示唆されている．潰瘍型 PG 病変部の潰瘍底では，myeloperoxidase（MPO）陽性の好中球が多数浸潤し，潰瘍辺縁では CD3 陽性 T 細胞や CD 163 陽性のマクロファージが多数みられることや，潰瘍底では matrix metalloproteinase-9（MMP-9）や IL-8 が，辺縁では tumor necrosis factor-α（TNF-α）や IL-17 の発現が強いことなどが報告されている[11]．一方，潰瘍辺縁の表皮では MMP-1，MMP-26 の発現が低下しており，創傷治癒の遅延に関与することが示唆された[12]．PG のタイプ別の検討では，潰瘍型と水疱型で，病変部局所における MPO，IL-8，MMP-2，MMP-9 の発現が亢進してみられた[11]．病変部からの生検組織を細かく均質化した検体に含まれる蛋白量は，IL-1β，sIL-1RI，sIL-1RII，TNF，sTNF-RI，sTNF-RII，IL-17，IL-17R のいずれも健常皮膚より上昇していた[13]．

以上をまとめると，表皮ケラチノサイトは IL-1α，IL-1β，IL-36，IL-8，and TNF-α などの proinflammatory cytokine の宝庫で，外的な刺激を受けるとこれらのアラーミンを放出し好中球を引き寄せる．他方，ケラチノサイト，単球，マクロファージは CXCL 9，CXCL 10，and CXCL 11 などのケモカインを産生し，T 細胞を創傷辺縁や毛包周囲へ引き寄せる．T 細胞は局所で様々なサイトカインの影響を受け Th 1，Th 17 へシフトす

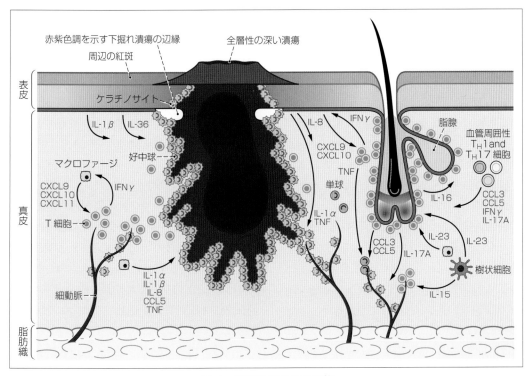

赤紫色調を示す下掘れ潰瘍の辺縁
周辺の紅斑
全層性の深い潰瘍

表皮
ケラチノサイト
IL-1β　IL-36
マクロファージ
CXCL9
CXCL10
CXCL11
IFNγ
好中球
T 細胞
真皮
細動脈
IL-1α
IL-1β
IL-8
CCL5
TNF

IL-8　IFNγ
CXCL9
CXCL10
TNF
単球
IL-1α
TNF
CCL3
CCL5
IL-17A
IL-23

脂腺
血管周囲性
T_H1and
T_H17 細胞
IL-16
CCL3
CCL5
IFNγ
IL-17A
IL-23
樹状細胞
IL-15

脂肪織

図 4. 壊疽性膿皮症の病態

（文献 14 より）

るなどの機序が想定されている（図 4）[14].

また，末梢血や，皮膚病変部局所への浸潤細胞が Th1/Th17 優位であることや[15)16)]，Treg が減少していること[17)]なども最近報告されている．さらに，抗 TNF 製剤が奏効すること，TNF-α は IL-8 や GRO-α の産生を誘導することなどから本症の病態に TNF-α が重要であることが考えられる．

PAPA 症候群（壊疽性膿皮症（Pyoderma gangrenosum），痤瘡（Acne），膿疱症（Pustulosis），無菌性関節炎（Arthritis））患者では好中球異常がみられ未熟な状態の low-density granulocyte が増えていること，患者好中球は NETs 形成を促進すること，患者血清を健常人の好中球に作用させると NETs 形成を亢進すること，IL-1β で患者の好中球を刺激すると NETs 形成が促進されるが健常人の好中球では変わらないため，患者好中球は priming された状態にあること，皮膚病変部で NETs が検出されること，NETs はマクロファージからの IL-6 産生を促すこと，などが最近報告されている[18)].

基礎疾患

PG は，何らかの基礎疾患を有する患者に生じることが多く，特に関節リウマチ，白血病，炎症性腸疾患，大動脈炎症候群などがよく知られている．疾患の活動性が高い患者にみられることが多いが，必ずしも相関しない．関節リウマチ患者はしばしば下腿に難治性の潰瘍を呈し，PG の他，リウマチ性血管炎や循環障害による潰瘍を鑑別する必要がある．実際は，皮膚生検によっても診断に迷うことも多く，生検部位や時期によっても左右されるので，複数個所を生検することが必要である．血液系悪性腫瘍（白血病，悪性リンパ腫，骨髄異形成症候群など）を伴う患者にも PG はしばしばみられる．全身状態の不良な患者に生じた場合，褥瘡と間違われることもある．また，中心静脈栄養カテーテルなどの刺入部位に潰瘍が出現し，急速に拡大することもある．炎症性腸疾患は多く，潰瘍性大腸炎，クローン病ともにみられる．

自己炎症性疾患

　皮膚症状として PG を呈する自己炎症症候群がいくつか知られており，それに伴う PG は syndromic form と呼ばれる[19]．PAPA 症候群の責任遺伝子は，染色体 15q24-q25.1 に位置する PSTPIP 1（CD2BP1（CD2-binding protein 1）と同じ）で，常染色体優性遺伝形式をとる．孤発型の PG においても，Proline-serine-threonine-phosphatase-interacting protein 1（PSTPIP 1），IL-8 receptor alpha（IL-8RA），PR domain-containing protein 1（PRDM 1），tissue inhibitor of metalloproteinase 3（TIMP 3），TRAF3-interacting protein 2（TRAF3IP 2），などの遺伝子異常が報告されている[19)20]．

治　療

　増殖型は外用薬のみで軽快することが多く，潰瘍型でも比較的浅いものや小型のものは外用療法（副腎皮質ステロイド薬やタクロリムス軟膏）で治癒することもある．しかし通常は副腎皮質ステロイド薬の全身投与を主体に，免疫抑制剤，dapsone，コルヒチン，ミノサイクリンなどが使われる[10]．海外の論文では，アザチオプリン，ミコフェノレートなどが記載されている．プレドニゾロンは 0.5 mg/kg で開始し，重症の場合は 1 mg/kg まで増量される．効果が乏しい場合や，減量に伴い再燃傾向がみられた場合にシクロスポリン（3～5 mg/kg）が併用されることが多い．PSL（0.75 mg/kg）（上限 75 mg/day）とシクロスポリン（4 mg/kg）（上限 400 mg/day）投与群に分けてその効果を比較した検討（STOP GAP Trail）では，6 週後の改善具合に差はなく，さらに 6 か月後の治癒率も差はなかった[21]．最近では，難治例に抗 TNF 製剤が有効であったとする報告も散見される．症例数は 30 例と少ないが，Infliximab を用いたランダム化二重盲検プラセボ比較試験では，IFX（5 mg/kg）投与 2 週目の時点でプラセボ群に比較して有意に改善率は高く，6 週後には

21％で寛解に至った[22]．アダリムマブも国内で第Ⅲ相試験が行われ，活動性潰瘍型 PG 22 例中 12 例が主要評価項目である標的 PG 潰瘍の PGAR 100 を達成した（投与 26 週時点，P＜0.001）[23]．また潰瘍面積は 64％減少した（投与 26 週時点）．ガンマグロブリン静注療法は，副腎皮質ステロイド薬内服で効果不十分の場合に併用されることが多い．49 名の患者に IVIG 療法を施行した報告では，ステロイド全身投与との併用が多いが IVIG 療法によって，完全寛解が 26 例（53％）あり，部分寛解と併せると 43 例（88％）に効果を認めた[24]．顆粒球吸着療法や顆粒球・単球除去療法は，PG 自体の症例数は少ないものの，有効性が期待される[25]．

　今後の新規治療としては，抗 TNF 製剤以外の生物学的製剤の注射薬や JAK 阻害薬の内服薬などが期待される[26)～28]．

　手術療法は，活動性が収まったが潰瘍面積が大きい場合に用いられることがある．プレドニゾロン量が 10 mg/日程度まで減量した時点で，メッシュ分層植皮術を行う．閉鎖陰圧療法が用いられることもある．

おわりに

　PG の診断は難しい場合も多い．まずは典型的な症例をある程度の数をみて見慣れることが必要であるが，比較的稀な疾患でもありその機会は多くはない．本稿が若手皮膚科医にとって参考になれば幸いである．

文　献

1) Von den Driesch P. Pyoderma gangrenosum：a report of 44 cases with follow-up. *Br J Dermatol*, **137**：1000-1005, 1997.
2) Su WPD, Davis MD, Weenig RH, et al：Pyoderma gangrenosum：clinicopathologic correlation and proposed diagnostic criteria. *Int J Dermatol*, **43**：790-800, 2004.
3) AlGhazal P, Klode J, Dissemond J：Diagnostic criteria for pyoderma gangrenosum：results of a

survey among dermatologic wound experts in Germany. *J Dtsch Dermatol Ges*, **12** : 1129-1131, 2014.

4) Maverakis E, Ma C, Shinkai K, et al : Diagnostic criteria of ulcerative pyoderma gangrenosum : a Delphi consensus of international experts. *JAMA Dermatol*, **154** : 461-466, 2018.

5) Jockenhöfer F, Wollina U, Salva KA, et al : The PARACELSUS score : a novel diagnostic tool for pyoderma gangrenosum. *Br J Dermatol*, **180** : 615-620, 2019.

6) Weenig RH, Davis MDP, Dahl PR, et al : Skin ulcers misdiagnosed as pyoderma gangrenosum. *N Engl J Med*, **347** : 1412-1418, 2002.

7) Xia FD, Liu K, Lockwood S, et al : Risk of developing pyoderma gangrenosum after procedures in patients with a known history of pyoderma gangrenosum : a retrospective analysis. *J Am Acad Dermatol*, **78** : 310-314, 2018.

8) Wallach D, Vignon-Pennamen MD : From acute febrile neutrophilic dermatosis to neutrophilic disease : Forty years of clinical research. *J Am Acad Dermatol*, **55** : 1066-1071, 2006.

9) Marzano A, Borghi A, Wallach D, et al : A comprehensive review of neutrophilic diseases. *Clin Rev Allerg Immunol*, **54** : 114-130, 2018.

10) 山本俊幸 : 壊疽性膿皮症Update. 日皮会誌, **130** : 1439-1448, 2020.

11) Marzano AV, Cugno M, Trevisan V, et al : Role of inflammatory cells, cytokines and matrix metalloproteinases in neutrophil-mediated skin diseases. *Clin Exp Immunol*, **162** : 100-107, 2010.

12) Bister V, Mäkitalo L, Jeskanen L, et al : Expression of MMP-9, MMP-10 and TNF-α and lack of epithelial MMP-1 and MMP-26 characterize pyoderma gangrenosum. *J Cutan Pathol*, **34** : 889-898, 2007.

13) Marzano AV, Damiani G, Ceccherini I, et al : Autoinflammation in pyoderma gangrenosum and its syndromic form (pyoderma gangrenosum, acne and suppurative hidradenitis). *Br J Dermatol*, **176** : 1588-1598, 2017.

14) Maverakis E, Marzano AV, Le ST, et al : Pyoderma gangrenosum. *Nat Rev Dis Primers*, **6** : 81, 2020.

15) Quaglino P, Fava P, Caproni M, et al : Phenotypical characterization of circulating cell subsets in pyoderma gangrenosum patients : the experience of the Italian immune-pathology group. *J Eur Acad Dermatol Venereol*, **30** : 655-658, 2016.

16) Antiga E, Maglie R, Volpi W, et al : T helper type 1-related molecules as well as interleukin-15 are hyperexpressed in the skin lesions of patients with pyoderma gangrenosum. *Clin Exp Immunol*, **189** : 383-391, 2017.

17) Caproni M, Antiga E, Volp W, et al : The Treg/Th17 cell ratio is reduced in the skin lesions of patients with pyoderma gangrenosum. *Br J Dermatol*, **173** : 275-278, 2015.

18) Mistry P, Carmona-Rivera C, Ombrello AK, et al : Dysregulated neutrophil responses and neutrophil extracellular trap formation and degradation in PAPA syndrome. *Ann Rheum Dis*, **77** : 1825-1833, 2018.

19) Marzano AV, Borghi A, Meroni PL, Cugno M : Pyoderma gangrenosum and its syndromic forms : evidence for a link with autoinflammation. *Br J Dermatol*, **175** : 882-891, 2016.

20) Braswell S, Kostopoulos TC, Ortega-Loayza AG : Pathophysiology of pyoderma gangrenosum (PG) : an updated review. *J Am Acad Dermatol*, **73** : 691-698, 2015.

21) Ormerod AD, Thomas KS, Craig FE, et al : Comparison of the two most commonly used treatments for pyoderma gangrenosum : results of the STP GAP randomized controlled trial. *BMJ*, **350** : h2958, 2015.

22) Brooklyn TN, Dunnill MGS, Shetty A, et al : Infliximab for the treatment of pyoderma gangrenosum : a randomized, double blind, placebo controlled trial. *Gut*, **55** : 505-509, 2006.

23) Yamasaki K, Yamanaka K, Zhao Y, et al : Adalimumab in Japanese patients with active ulcers of pyoderma gangrenosum : Twenty-six-week phase 3 open-label study. *J Dermatol*, **47** : 1383-1390, 2020.

24) Song H, Lahood N, Mostaghimi A : Intravenous immunoglobulin as adjunct therapy for refractory pyoderma gangrenosum : systematic review of cases and case series. *Br J Dermatol*, **178** : 363-368, 2018.

25) Kanekura T : Clinical and immunological effects of adsorptive myeloid lineage leukocyte apheresis in patients with immune disorders. *J Derma-*

tol, **45** : 943-950, 2018.

26) Croitoru D, Nathanielsz N, Seigel K, et al : Clinical manifestations and treatment outcomes of pyoderma gangrenosum on rituximab therapy : a systematic review. *J Am Acad Dermatol,* (EPub ahead of print) doi : 10.1016/j.jaad.2021.12. 028.

27) Abdallah HB, Fogh K, Vestergaard C, et al : Pyoderma gangrenosum and interleukin inhibitors : a semi-systematic review. *Dermatology,* (EPub ahead of print) doi : 10.1159/000519320, 2021.

28) Scheinberg M, Machado LA, Castro LGM, et al : Successful treatment of ulcerated pyoderma gangrenosum with baricitinib, a novel JAK inhibitor. *J Transl Autoimmun,* **4** : 100099, 2021.

MB Derma, 324 : 27-31, 2022.

◆特集／好中球が関わる皮膚疾患 update
膿疱性乾癬における好中球の関与 update

武市拓也*

Key words：好中球細胞外トラップ（neutrophil extracellular trap），エクソソーム（exosome），好中球リンパ球比（neutrophil：lymphocyte ratio），セリンプロテアーゼ（serine protease），ミエロペルオキシダーゼ（myeloperoxidase）

Abstract 汎発性膿疱性乾癬（generalized pustular psoriasis：GPP）は，寛解と増悪を繰り返し，ときに生命を脅かす，重篤で稀な炎症性皮膚疾患である．家族性 GPP の原因がインターロイキン（IL）36 受容体阻害因子の欠損であるという 2011 年の報告に始まり，近年，遺伝学的素因に関連した GPP の自己炎症性の側面が明らかになってきた．最近我々は，その自己炎症に着目し，GPP の一部を自己炎症性角化症として捉えることを提唱している．自己炎症性疾患の主な病態は自然免疫系の賦活化によるもので，好中球やリンパ球からの IL-1β や TNF-α などの炎症性サイトカインを介して引き起こされる，皮膚を含む全身性の慢性炎症とされる．本稿では，最近報告された GPP と好中球についての新知見を紹介するとともに，好中球関連皮膚疾患としての GPP の病態メカニズムに迫る．

はじめに

汎発性膿疱性乾癬（generalized pustular psoriasis：以下，GPP）とは，急な発熱とともに全身の皮膚に無菌性の膿疱が多発し，寛解と増悪を繰り返す炎症性皮膚疾患である．家族性 GPP の原因がインターロイキン（IL）36 受容体阻害因子の欠損（deficiency of interleukin-36 receptor antagonist：以下，DITRA）であるという 2011 年の報告に始まり[1]，近年，遺伝学的素因に関連した GPP の自己炎症性の側面が明らかにされつつある[2]．我々は，その自己炎症に着目し，GPP の一部を自己炎症性角化症として捉えることを提唱している[3]．自己炎症性疾患の病態は主に自然免疫系の賦活化によるもので，好中球やリンパ球からの IL-1β や TNF-α などの炎症性サイトカインシグナルを介して引き起こされる，皮膚を含む全身性の慢性炎症とされる．

最近葉山らは，アンケート調査を用いて本邦に

おける GPP 患者の QOL 調査を行い，2003〜2007 年までに集めたデータと 2016〜2019 年までに集めたデータを比較したところ，包括的健康関連 QOL 尺度である Sf-36v2 のすべての項目でその値が改善しており，8 項目中 4 項目は統計学的に有意に改善していたことを報告している[4]．この QOL の改善には，各種生物学的製剤を始めとした近年の治療の進歩が大きく寄与している，と結論づけられている[4]．顆粒球単球吸着除去療法（granulocyte and monocyte adsorptive apheresis：以下，GMA）も，前回の調査時（2003〜2007 年）には本邦で承認されていなかった．GMA は副作用が少なく安全性が高い治療と考えられており，生物学的製剤とも併用可能であることから，最近の GPP 治療の治療選択肢となっている．稀少難治性皮膚疾患研究ホームページの COVID-19/新型コロナウイルス関連情報（2022 年 2 月現在）によれば[5]，COVID-19 が蔓延している状況下では，治療中の GPP 患者の対応のみならず急性期 GPP の治療をこれから始める患者に対しても，外用療法とエトレチナートでのコントロールが難しい場

* Takuya TAKEICHI，〒466-8550 名古屋市昭和区鶴舞町 65 名古屋大学医学部皮膚科，講師

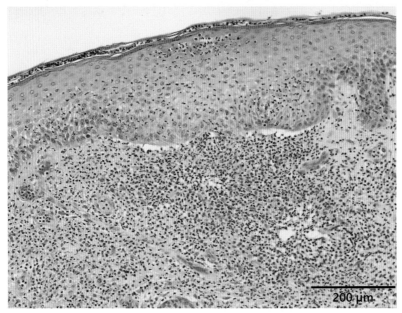

図 1. GPP 患者(65 歳, 女性)の皮疹部の病理組織像
角層内に好中球微小膿瘍が形成され, 表皮内には好中球
が多数侵入している. 膿瘍周辺部では海綿状態もみられ
る. 真皮浅層には密な好中球浸潤を認める.

合で施行できる環境が整っていれば, 生物学的製剤より先に, GMA の検討が推奨されている. GMA が本邦の GPP 患者の診療に大きく貢献していることも, GPP の病態に好中球が深く関わっていることを示唆する.

本稿では, GPP の病態における好中球の関与と (図 1), 最近報告された GPP の疾患関連遺伝子について, 好中球の役割に焦点をあてて概説する.

好中球細胞外トラップと DITRA

好中球細胞外トラップ(neutrophil extracellular traps：以下, NETs)とは, 好中球が活性化した際に, 核内のクロマチンを循環血液中に放出する現象である. NETs には, シトルリン化されたヒストン, 好中球エラスターゼ, ミエロペルオキシダーゼ, カテプシン G などが存在する[6]. 近年, 様々な皮膚疾患で NETs の病態関与が明らかとなっている[6]. GPP については, DITRA モデルマウスにイミキモドクリームを塗布して誘発された皮疹部において, 野生型マウスに比較して NETs の面積が大きくなることが明らかとなった[7]. IL-1 ファミリーに含まれる IL-36α, β, γ の前駆体で

ある pro-IL-36 は, NETs 上にあるカテプシン G, 好中球エラスターゼ, プロテイナーゼ 3 などにより N 末端が切断されて活性化されることが報告されている[6]. 渡邊らは, NETs が DITRA モデルマウスの乾癬様皮疹の形成に重要な役割を果たしており, DITRA の治療ターゲットになる可能性があると結論付けている[7].

GPP 患者の好中球中エクソソームの病態関与

最近, 好中球中のエクソソームがケラチノサイトの活性化を介して, GPP の自己炎症を促進することが明らかとなった[8]. エクソソームとは, 30〜200 nm 程の大きさを持つ細胞外へと分泌される細胞外小胞の一種で, エクソソーム内には特定の蛋白質や脂質, miRNA などの核酸が豊富に含まれている[9]. GPP 患者の好中球はコントロール群に比較して多くのエクソソームを分泌し, 分泌されたエクソソームはケラチノサイトに速やかに取り込まれて, NF-κB や MAPK シグナル伝達経路を活性化し, 炎症性サイトカインやケモカインの発現を増加させることが報告されている[8]. これらの結果は, 好中球中のエクソソームがケラチノ

サイトに対して免疫制御作用を持つ可能性と，GPP の病態形成における両者の細胞間クロストークの存在を示唆する．

またShao らは，GPP 患者血液中の好中球リンパ球比は，尋常性乾癬患者や健常コントロール群よりも高く，重症度スコアおよび血清アルブミン値の低下と有意に相関し，GPP に対する有効な治療後に減少することも報告している[8]．これらの結果は，好中球リンパ球比がGPP 患者の疾患活動性と予後の指標となり得ることと，GPP の発症に好中球が重要な役割を果たしていることを示している．

最近報告された GPP の疾患関連遺伝子

1. SERPINA3遺伝子変異を有するGPP 患者

最近，SERPINA3 遺伝子変異が GPP を引き起こすことが報告された[10]．SERPINA3 遺伝子は，serine protease inhibitor A3(Serpin A3)をコードする．Serpin A3 はいくつかのプロテアーゼを特異的に阻害しているが，その中でもカテプシン G に最も強力に作用する．前述のように，カテプシン G はNETs 上にも存在している[6]．Serpin A3 は，尋常性乾癬や膿疱性乾癬患者の皮膚組織で高発現していることが報告されている[10]．In vitro の実験系で，カテプシン G を含む好中球性セリンプロテアーゼは，切断によって炎症を亢進させ，IL-36β の活性を 500 倍以上増加させることが報告されている[11]．Frey らの報告によれば，SERPINA3 遺伝子変異を有する GPP 患者では，SERPINA3のハプロ不全が示唆されている[10]．詳細な病態は未解明であり，SERPINA3 遺伝子変異を有する GPP 患者の続報が待たれる．

2. MPO 遺伝子変異とGPP

2020 年，GPP を含む膿疱性疾患の家系において，MPO 遺伝子の変異がみられることが報告された[12)13]．MPO遺伝子はミエロペルオキシダーゼ（以下，MPO）をコードする．MPO は，ほとんどが好中球に存在する酵素で，過酸化水素と塩素イオンから次亜塩素酸を産生する．MPO も NETs

上に存在する[6]．

MPO 遺伝子変異については，GPP とは別疾患である免疫不全症が既に報告されていた[14]．MPO 欠損症と呼ばれる常染色体潜性遺伝（劣性遺伝）形式をとる疾患で，MPO の完全・部分欠損症である[14]．MPO は活性酸素の代謝酵素であり，NADPH オキシダーゼで産生されたスーパーオキシドが過酸化水素に変換され，次亜塩素酸が産生される反応を触媒する[14]．MPO 欠損症では細胞内殺菌能は低下するが，MPO に関連した一部の活性酸素が選択的に障害されるため，NADPH オキシダーゼで産生される他の活性酸素種によって殺菌能が補われる[14]．好中球の MPO の欠損あるいは軽度の減少により，細胞内殺菌作用が低下する[14]．そのため，カンジダ感染を反復することもあるが，無症状で経過し偶然発見されることもある[14]．

一方，MPO 遺伝子変異による膿疱性疾患患者の皮膚組織で想定される炎症経路として，以下が想定されている[12]．a)MPO を欠損した好中球では，好中球のセリンプロテアーゼの活性が上昇する．これらのプロテアーゼは，IL-36α，IL-36β，および IL-36γ の前駆体(pro-IL-36)の活性化酵素として知られており，GPP における IL-36 経路の特徴的な炎症促進の不均衡をもたらしている．b)pro-IL-36 を活性化する可溶性プロテアーゼが，NETs に結合したプロテアーゼに比べて優勢であるため，MPO 欠損細胞における NETs の形成は，健常人に比べて減少している．c)MPO 欠損者では，健常人に比較して，単球による好中球の貪食効率が悪い．

3. GPP 関連遺伝子 update

GPP の疾患関連遺伝子として報告されている遺伝子をまとめた（表 1）．どのような臨床像の患者がSERPINA3 遺伝子や MPO 遺伝子の変異を有するかなど，未解明な部分は多く，今後の症例の集積が必要である．また，GPP はheterogeneous な疾患であり，未知の遺伝型が隠れている可能性もある．

表 1. 汎発性膿疱性乾癬の関連遺伝子

遺伝子名	コードするタンパク質	主な働き
IL36RN	Interleukin 36 receptor antagonist	受容体 IL-1RL2 に結合し，シグナル伝達のための共受容体 IL-1RAP との結合を妨げることにより，インターロイキン-36（IL-36α，IL-36β，IL-36γ）の活性を阻害する．
CARD14	Caspase recruitment domain family member 14	炎症性転写因子 NF-κB および p38/JNK MAP キナーゼのシグナル伝達経路を活性化する，足場タンパク質として機能する．
AP1S3	Adaptor related protein complex 1 subunit sigma 3	アダプタータンパク質複合体 1 のサブユニットで，ゴルジ体/トランスゴルジネットワークやエンドソームでのタンパク質選別に関与している．
SERPINA3	Serin protease inhibitor family A member 3	好中球カテプシン G やマスト細胞キマーゼを阻害する．
MPO	Myeloperoxidase	好中球の宿主防御システムの一部で，広範な生物に対する殺微生物活性を担っている．

おわりに

　本稿では，NETs の形成やエクソソームを介して GPP の病態に好中球が深く関与していること，*SERPINA3* 遺伝子変異と *MPO* 遺伝子変異に関連した新しい遺伝型を持つ GPP があることについて概説した．好中球の病態関与に関連して，IL-36 経路を標的とした GPP の治療法開発も進んでいる[2)15)]．本稿で紹介した内容以外にも，最新の研究手法による GPP についての新知見が多く報告されており，GPP 診療は常に update が必要である．GPP は無菌性炎症を呈する疾患である．前述したように，私たちが日常診療で目にする GPP の皮疹として表れる無菌性膿疱の形成には，様々な要因・意義があることがわかってきている．GPP 患者の QOL 改善の要因の 1 つには近年の治療法の進歩が挙げられるが，身体機能や日常役割機能に関する QOL は依然として低く，さらなる改善が求められている[4)]．好中球が病変部に集まってくる原因や，好中球が関与する炎症経路を標的とした，最新の知見に基づいた治療法の開発が期待される．

文　献

1）Marrakchi S, Guigue P, Renshaw BR, et al：Interleukin-36-receptor antagonist deficiency and generalized pustular psoriasis. *N Engl J Med*, **365**：620-628, 2011.

2）Takeichi T, Akiyama M：Generalized pustular psoriasis：clinical management and update on autoinflammatory aspects. *Am J Clin Dermatol*, **21**：227-236, 2020.

3）Akiyama M, Takeichi T, McGrath JA, et al：Autoinflammatory keratinization diseases. *J Allergy Clin Immunol*, **140**：1545-1547, 2017.

4）Hayama K, Fujita H, Iwatsuki K, et al：Improved quality of life of patients with generalized pustular psoriasis in Japan：A cross-sectional survey. *J Dermatol*, **48**：203-206, 2021.

5）稀少難治性皮膚疾患に関する調査研究班ホームページ http://kinan.info/index.html

6）杉浦一充：好中球細胞外トラップと皮膚疾患．皮膚病診療，**41**：602-607，2019.

7）Watanabe S, Iwata Y, Fukushima H, et al：Neutrophil extracellular traps are induced in a psoriasis model of interleukin-36 receptor antagonist-deficient mice. *Sci Rep*, **10**：20149, 2020.

8）Shao S, Fang H, Zhang J, et al：Neutrophil exosomes enhance the skin autoinflammation in generalized pustular psoriasis via activating keratinocytes. *FASEB J*, **33**：6813-6828, 2019.

9）松井貴英，福田光則：エクソソームの生合成機構．医学のあゆみ，**272**：293-298，2020.

10）Frey S, Sticht H, Wilsmann-Theis D, et al：Rare loss-of-function mutation in SERPINA3 in generalized pustular psoriasis. *J Invest Dermatol*, **140**：1451-1455. e13, 2020.

11）Henry CM, Sullivan GP, Clancy DM, et al：Neutrophil-derived proteases escalate inflammation through activation of IL-36 family cytokines. *Cell Rep*, **14**：708-722, 2016.

12）Haskamp S, Bruns H, Hahn M, et al：Myeloperoxidase modulates inflammation in generalized pustular psoriasis and additional rare pustular skin diseases. *Am J Hum Genet*, **107**：527-538, 2020.

13) Vergnano M, Mockenhaupt M, Benzian-Olsson N, et al：Loss-of-function myeloperoxidase mutations are associated with increased neutrophil counts and pustular skin disease. *Am J Hum Genet*, **107**：539-543, 2020.

14) 小児慢性特定疾病情報センターホームページ https://www.shouman.jp/disease/details/10_05_041/

15) Bachelez H, Choon SE, Marrakchi S, et al：Inhibition of the interleukin-36 pathway for the treatment of generalized pustular psoriasis. *N Engl J Med*, **380**：981-983, 2019.

MB Derma, 324：32-38, 2022.

◆特集／好中球が関わる皮膚疾患 update
掌蹠膿疱症

八束和樹* 村上正基**

Key words：膿疱症（pustulosis），掌蹠膿疱症（palmoplantar pustulosis），自己炎症性角化症（autoinflammatory keratinization disease），分子標的薬（molecular-targeted drug），生物学的製剤（biologics）

Abstract 膿疱症の代表的疾患である掌蹠膿疱症は，手掌および足底に無菌性膿疱を繰り返し生じる難治性慢性炎症性皮膚疾患である．近年，自己炎症性角化症の概念が確立し，掌蹠膿疱症もこの疾患カテゴリーに含まれる可能性が出てきており大変興味深い．禁煙および病巣感染治療は，根治的治療になり得るため診療科横断的に総合的な診療が行われており，これまで臨床的エビデンスが蓄積されてきた．最近では，その有効性について基礎研究の視点からも徐々にエビデンスが構築されてきている．治療薬については生物学的製剤も参入したものの，まだまだアンメットニーズは高く，現時点で解明されている病態生理をもとに複数の分子標的治療薬が開発段階にあり，今後の発展が期待される．

はじめに

本誌で扱われる「好中球が関わる皮膚疾患」のうちのいくつかは，無菌性膿疱を生じることから，本邦では「膿疱症」に分類される．海外ではあまり使用されない疾患分類ではあるが，整理しやすいカテゴリーであることから本邦では一般的に使用されており（表1），本稿で論じる掌蹠膿疱症（palmoplantar pustulosis：以下，PPP）は，その名の通り膿疱症の代表疾患に位置づけられる．ここでは，PPP の発症機序・病態生理と，今後実臨床への展開が期待される新規治療薬を中心とした治療法について，最新の知見も含めて解説する．なお，PPP において10〜30％に認められるとされる，胸鎖関節を好発部位とした骨関節症状（掌蹠膿疱症性骨関節炎，pustulotic arthro-osteitis：PAO）については本稿では取り扱わないので，他誌を参照されたい．

* Kazuki YATSUZUKA, 〒791-0295 東温市志津川 454 愛媛大学大学院医学系研究科分子機能領域皮膚科学，助教
** Masamoto MURAKAMI, 同，特任教授

表 1. 膿疱症に分類される代表的疾患

好中球を主体とする膿疱
掌蹠膿疱症
膿疱性乾癬
稽留性肢端皮膚炎
角層下膿疱症（Sneddon-Wilkinson 病）
急性汎発性膿疱性細菌疹
急性汎発性発疹性膿疱症
小児肢端膿疱症
好酸球を主体とする膿疱
好酸球性膿疱性毛包炎
新生児中毒性紅斑

PPP の臨床的特徴

発症機序・病態生理について論ずる前に，まず PPP の臨床的な特徴について述べる．PPP では，手掌および足底に無菌性膿疱（図1）が長期間にわたって出現・消退を繰り返す．ここで特徴的なのは，本邦における典型的な PPP（後述の Type A）においては，この無菌性膿疱は小水疱に端を発し，その水疱内に膿疱が出現し，「pustulo-vesicles」を形成することである．経過中には紅斑，鱗

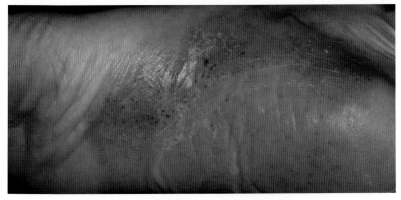

図 1. 掌蹠膿疱症の典型的臨床像
足底に多数の pustulo-vesicles がみられる.

屑，痂皮，過角化を伴い，最重症例では深い亀裂を形成し，著しい QOL の低下をきたすこともある．また，掌蹠に生じた皮疹は，必ずしも掌蹠だけの分布にとどまらず四肢・体幹へ分布を広げることもしばしば経験する．主に，四肢伸側に乾癬様あるいは貨幣状湿疹様の鱗屑を付す紅斑をしばしば伴い，本邦では掌蹠外皮疹として，乾癬とは区別して PPP の症状の 1 つとして扱われることが多い．

PPP もアトピー性皮膚炎や乾癬など多くの慢性炎症性皮膚疾患と同じく，根本的な発症原因は未解明の部分が多い．しかしながら，いくつかの発症誘発因子あるいは皮疹の増悪因子が判明していることも事実である．これまでに，よく検討されてきた因子として，喫煙と病巣感染が挙げられる．喫煙に関しては，63 人の PPP 患者が参加した前向き試験において，非禁煙群と比較して，禁煙群で膿疱数の減少や PPP 重症度の改善が有意に認められたことが報告されている[1]．また最近では，タバコ煙の抽出物を用いた刺激実験により，ヒト扁桃上皮細胞およびケラチノサイトから，PPP において重要な役割を担う IL-36（後述）の産生が誘導されることも実証されており[2]，PPP 治療における禁煙の作用効果に関しても徐々に解明されつつある．PPP において重要な病巣感染としては，扁桃炎，歯性感染症，胆囊炎，副鼻腔炎などが挙げられるが，このうち特に検討が進んでいるものとしては，前二者である．扁桃病巣感染においては，扁桃摘出術を行った患者の約 90% が

12 か月時点で皮膚症状の改善を認めた本邦からの報告がある[3]．基礎的な検討からも，扁桃における常在菌に対する免疫寛容の破綻から，扁桃を原因とした自己免疫・炎症疾患症候群（tonsil-induced autoimmune/inflammatory syndrome：TIAS）の概念が提唱され[4]，PPP もこの概念に包括され得る．歯性感染症についても，感染制御によって 6 割を超える症例で皮膚症状の改善を認めた本邦発の報告[5]があり，徐々にエビデンスが蓄積されつつある．しかし，いずれの因子においても掌蹠膿疱症の最大の特徴ともいえる，「掌蹠に限局する」というメカニズムを十分に説明し得るエビデンスはまだ存在しない．

PPP の病型

本邦では PPP を独立した疾患と考える皮膚科医が多いが，欧米では膿疱性乾癬のサブタイプとして捉える立場が主流である．欧米では乾癬局面を伴う症例が比較的多いのに対して，本邦においては乾癬の膿疱化や膿疱性乾癬では見られない pustulo-vesicles を伴う症例が圧倒的に多く，人種差がある可能性は高い．すなわち，PPP には少なくとも 2 つの異なる病型が存在していると考えられ，筆者らのグループは近年，報告者の名前にちなんで Type A-PPP（Andrews' type）と Type B-PPP（Barber's type）という分類を提唱した[6]．本邦における PPP は Type A が大多数を占めており，次項の発症機序については，Type A に関して論じる．

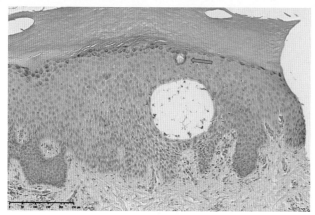

図 2. 表皮内水疱期(HE 染色, 足底)
周囲に海綿状態の目立たない単房性水疱がみられ, 水疱内には単核球を入れる. 近くを表皮内汗管(矢印)が走行している.

発症機序

近年, 病態解明が急速に進んでいる乾癬とは異なり, PPP では, 疾患再現性の高いモデルマウスが未だ確立しておらず, 発症機序の全貌は未知の領域が多い. したがって, 主に患者臨床検体を用いた研究の積み重ねにより, 少しずつ発症メカニズムが解き明かされてきている. 発症機序を考えるうえで特に重要なのは, PPP では, 第一に表皮内汗管を足場として表皮内水疱が生じることである. これは, PPP の水疱がエクリン汗腺の多い掌蹠を好発部位とし, かつ表皮内汗管開口部である皮丘優位に生じるという臨床的特徴から解明に至った知見である[7]. 本事象を起点として, 表皮角化細胞および真皮炎症細胞との間で相互作用が生じ, PPP の炎症ループが誘導される. このループの中で, 表皮内水疱期(図2)・水疱内膿疱期(図3)・膿疱期(図4)という PPP に極めて特徴的な病期が形成されていく. 以下に, これら病期のそれぞれにおける, 現時点で解明されているメカニズムについて解説する.

1. 表皮内水疱期(図2)

前述の通り, 表皮内汗管と関連して表皮内水疱が生じると考えられている. このことは, 病変部の詳細な組織学的検討と, PPP 水疱内にエクリン汗由来抗菌ペプチドである hCAP-18/LL-37 および Dermcidin が含まれていることから実証に至っ

た[7]. さらに近年, 筆者らのグループは透明化剤と新規蛍光色素を用いた二光子励起顕微鏡による deep-imaging により, PPP 病変部 whole sample を三次元的に詳細に観察することに成功した[8]. 水疱に近接した表皮内汗管の一部が破綻し, 表皮内でのエクリン汗漏出を想起させる変化が確認され, 病変の水疱が表皮内汗管と密接に関わって形成されているという事実が, なお一層明白な事実として証明されることとなった[8]. ただし, この表皮内汗管の破綻メカニズムは現時点では不明である.

また, 表皮内水疱期においては異汗性湿疹/汗疱が重要な鑑別疾患として挙げられることから, 両者を比較していく中で, PPP 病態解明のための新たな切り口が見つかってきている. 過去の検討にて, 湿疹で見られる表皮内の海綿状水疱では, IL-4/13 あるいは IFN-γ により表皮角化細胞がヒアルロン酸を産生し, 細胞間に蓄積することが示されている[9]. 当科で PPP および異汗性湿疹の病変部組織を用いて, ヒアルロン酸染色結果を比較したところ, 異汗性湿疹とは対称的に, PPP ではほとんど発現を認めなかった[10]. つまり, PPP における表皮内水疱は「湿疹とは異なるメカニズム」で出現することが強く示唆される. 筆者らのグループは, 現在この点から研究を進めている.

2. 水疱内膿疱期(図3)〜膿疱期(図4)

本書で扱われる「好中球」が主体的に関わる Phase である. 表皮内水疱の形成メカニズムと比較すると, より病態生理の解明が進んでいることから, この Phase に対する新規治療薬および臨床試験が複数存在する(後述). 最近, 筆者らのグループは, そのメカニズムについて総説[6]にまとめており, 以下に概略を記載する.

エクリン汗由来抗菌ペプチドを含む表皮内水疱が形成された後に, まず周囲の表皮角化細胞において MCP-1 の発現が増加し, CD 68 陽性細胞が水疱内に誘導される. すると, 水疱内の hCAP-18 に CD 68 陽性細胞由来のプロテアーゼが作用し, LL-37/TLN-58 が産生される. これらが水疱周囲

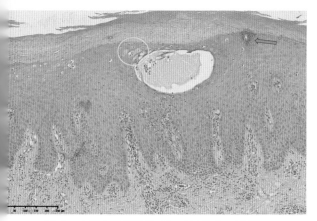

図 3. 水疱内膿疱期（初期；HE 染色，足底）
水疱内に少数の好中球が侵入し，水疱上端部辺縁
には微小膿瘍（丸）を形成している．近くを表皮内
汗管（矢印）が走行している．

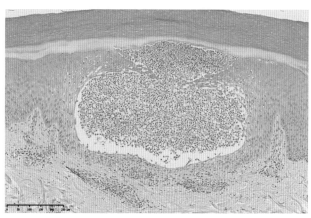

図 4. 膿疱期（HE 染色，足底）
水疱内が好中球と単核球で満たされている．

の表皮角化細胞を刺激することにより，IL-$1\alpha/\beta$，IL-36γ，IL-17C，IL-23A などの産生が亢進する．同時に，好中球の水疱内誘導に重要な IL-8 の発現増加も生じ，PPP において極めて特徴的な水疱内膿疱期へと進展していく．その後，水疱が増大し角層に接することで補体の活性化も生じ，さらなる好中球の遊走により膿疱期へとシフトしていくと考えられている．

また，PPP と好中球の関連に関して，最近の研究では，PPP 膿疱部の組織を用いて免疫組織化学染色にて検討した結果，表皮内の汗管上皮でもIL-36γ が誘導されており，これにより周囲の表皮角化細胞からの IL-8 産生が促進される可能性も示唆されている[11]．

自己炎症性角化症としての PPP

近年，秋山らにより自己炎症性角化症（autoinflammatory keratinization disease：以下，AiKD）の概念が提唱された[12]~[14]．これらは，① 自然免疫の異常亢進（自己炎症）をきたし得る遺伝的背景を有し，② 表皮および真皮浅層を炎症の主座とし，③ その炎症により表皮の過角化を生じ，④ 主な発症機序は自己炎症であるものの，自己免疫も関与し得るという特徴を持った疾患群とされている．具体的には，膿疱性乾癬およびその関連疾患，毛孔性紅色粃糠疹，化膿性汗腺炎，汗孔角化症などが該当し，PPP/掌蹠膿疱性乾癬も含まれるとさ

れている[14]．PPP においては，発症の主因となる遺伝因子の報告は少ないが，IL-36RN や CARD 14の変異の報告は極めて少ないが存在し[6]，実際には未知の遺伝因子が他にも存在する可能性は十分に考えられる．本邦で大部分を占める Type A-PPP についても前述の通り，初期水疱形成の段階で単球/マクロファージに相当する CD 68 陽性細胞が動いており，自然免疫の異常亢進が誘因となっていることが強く示唆される．今後は AiKDの観点から PPP の病態を掘り下げていくことも必要であると考える．

PPP 治療の基本方針

現在では皮膚科医以外にも広く浸透した治療戦略ではあるが，PPP では病巣感染の徹底した検索および治療と，禁煙によって「根治」を実現することが可能である．しかし実際には，一筋縄ではいかない症例も数多く存在する．そういった症例では，副腎皮質ステロイド外用薬，活性型ビタミンD$_3$ 外用薬，内服レチノイド（エトレチナート），光線療法（PUVA 療法，NB-UVB 療法など），そして難治例では抗 IL-23p19 モノクローナル抗体製剤（グセルクマブ）といった，保険適用を有する治療オプションを組み合わせながら治療していくこととなる．しかしながら，実臨床では上記治療に抵抗性を示す症例にも遭遇し，ビオチン，ミノサイクリンやマクロライド系抗菌薬，シクロスポリ

ン，メトトレキサートなどの保険適用外治療薬の使用を試さざるを得ないこともあるのが実状である．これまで欧米において類縁疾患とされることの多かった乾癬とは大きく異なり，PPP 治療におけるアンメットニーズはまだまだ高い．

次項では，これらのアンメットニーズを解消すべく今後の上市が期待される新規治療オプションについて，その一部を紹介する．それらの多くは，発症機序の項で述べた「水疱内膿疱期～膿疱期」，つまり好中球を中心とした炎症カスケードをターゲットにした薬剤に位置づけられる．

1．内服薬

a）CXCR 2 阻害薬

好中球は IL-8 の受容体である，CXC chemokine receptor type 1/2（以下，CXCR 1/2）を有し，これは好中球の遊走（特に CXCR 2）および活性化（特に CXCR 1）に大きく関わる．低分子化合物である RIST 4721 は，強い選択性をもつ CXCR 2 アンタゴニストであり，好中球関連疾患への臨床応用が期待されている．PPP においては，欧米で Phase IIa の臨床試験が行われ，PPP 15 例とプラセボ 19 例を対象として，4 週時点におけるベースラインからの膿疱数の変化量がプライマリーエンドポイントに設定された[15]．結果は，プライマリーエンドポイントにおいては有意差を認めなかったが，病勢の強い症例における post hoc analysis では，PPPASI 50 達成率において有意な改善がみられた（RIST 4721：71%，プラセボ：15%，P＝0.022）．なお，PPP に対する有効性評価としては 4 週では不十分な可能性があり，今後，長期継続試験の結果が待たれる．

b）PDE 4（ホスホジエステラーゼ 4）阻害薬

このうち，アプレミラストは尋常性乾癬，乾癬性関節炎，ベーチェット病に対して本邦においてもクリニックレベルで使用可能な分子標的薬であり，使用経験の豊富な皮膚科医も多いと思われる．その作用機序は非常に多岐にわたると考えられ，未知の部分も多いが，最も知られているものとしては，細胞内 cAMP 濃度の上昇を介した炎症

細胞や表皮角化細胞からのサイトカイン産生の調節である[16]．本薬剤の作用機序を PPP に当てはめて鑑みるに，乾癬類似のサイトカインプロファイルを呈し得る水疱内膿疱期～膿疱期での作用は容易に推測できるが，さらに筆者らは，より早期の作用起点も存在し得る可能性も考えている．臨床面では，国内外の case series 報告に始まり，海外からは多施設オープンラベルで 21 例を対象に行われた Phase II の臨床試験において，20 週時点で有意な PPPASI 改善を認めている[17]．ちなみに，本試験では尋常性乾癬を有する症例が約 3 割組み入れられているようであり，Type A，B が入り混じっている可能性もあり，本邦の PPP にそのまま当てはめるには注意が必要と考える．国内 Phase II 試験の結果は，近く学会報告される予定であるが，すでに Phase III の臨床試験が現在進行形となっている．

2．生物学的製剤

a）抗 IL-23p19 モノクローナル抗体製剤

前述した PPP に保険適用を有するグセルクマブと同じ作用機序を有するリサンキズマブが，現在国内において Phase III の臨床試験を進めている．尋常性乾癬においては，ともに上市に至っているが，直接比較試験は存在しないため，ヒト化/ヒト型，投与間隔などの違いから，医師ごとに，症例ごとに使い分けがなされているのが実状であり，PPP でも保険適用となった場合には，その使い分けを考えていく必要があると思われる．

b）抗 IL-36 受容体モノクローナル抗体製剤

カナダと欧州において，ヒト化モノクローナル抗体であるスペソリマブによる Phase II の臨床試験結果が報告されている[18]．0～12 週まで 900 mg（19 例），300 mg（19 例），プラセボ（21 例）を 4 週間隔で計 4 回の経静脈投与を行い，16 週時点で有効性を評価した結果，残念ながら PPPASI 50 改善率に有意差を認めなかった．しかしながら，post hoc analysis では，ベースラインにおいて高い PPPASI を有する症例では，いずれの用量でもプラセボと比較して迅速な反応性（例えば膿疱数

の減少)を認めたとしている[18]. すなわち, PPP において IL-36 の病態への寄与度は, 疾患活動性によって大きく異なる可能性がある. そういった視点を踏まえた今後の臨床試験に期待したい.

c）抗 IL-1 受容体阻害薬

最近イギリスから, IL-1 受容体アンタゴニストのアナキンラ(本邦未承認薬)によるランダム化比較試験の結果が報告された[19]. 8 週間の試験期間において, アナキンラ(31 例)あるいはプラセボ(33 例)を毎日自己注射して比較したが, プライマリーエンドポイントである PPPASI に有意な差を認めなかった. ただし, アナキンラ群のほうが若干有効である傾向がみられたことからは, より大きなサンプルサイズで, より長期の試験期間かつアドヒアランスを高めることができれば有意差を認める可能性があることにも言及されている[19]. 費用対効果の問題も大きいが, アドヒアランス向上のためには, 抗 IL-1β モノクローナル抗体製剤であるカナキヌマブなど, より投与間隔の長い製剤にも期待したいところである. また, 本試験の組み入れ基準やベースラインの患者情報を詳細に確認したところ, 前述の海外でのアプレミラストの臨床試験と同様に, Type B-PPP が多く組み入れられている可能性があり, 筆者らは病型別のサブ解析を提案した[20]. この点も踏まえた今後の長期試験データにも期待したい.

おわりに

以上, PPP の臨床的特徴から病型分類, そして自己炎症性角化症としての PPP の位置づけについても触れ, 現時点で判明している病態生理に基づいた新規治療薬候補に関して解説した. 本稿で触れなかった開発中の治療薬を含め, 多くの臨床試験が進行中であり, 近い将来には乾癬と同程度に豊富な治療オプションが出揃うことも期待できる. しかし並行して, PPP 最大の難題であり根治的治療のターゲットにもなり得る「初期水疱形成のメカニズム」に関する研究が必須であることは明白で, 当科においてもさらなる病態研究を進め

ているところである.

文 献

1) Michaelsson G, Gustafsson K, Hagforsen E：The psoriasis variant palmoplantar pustulosis can be improved after cessation of smoking. *J Am Acad Dermatol*, **54**(4)：737-738, 2006.

2) Kobayashi K, Kamekura R, Kato J, et al：Cigarette Smoke Underlies the Pathogenesis of Palmoplantar Pustulosis via an IL-17A-Induced Production of IL-36gamma in Tonsillar Epithelial Cells. *J Invest Dermatol*, **141**(6)：1533-1541 e1534, 2021.

3) Takahara M, Hirata Y, Nagato T, et al：Treatment outcome and prognostic factors of tonsillectomy for palmoplantar pustulosis and pustulotic arthro-osteitis：A retrospective subjective and objective quantitative analysis of 138 patients. *J Dermatol*, **45**(7)：812-823, 2018.

4) Harabuchi Y, Takahara M：Pathogenic role of palatine tonsils in palmoplantar pustulosis：A review. *J Dermatol*, **46**(11)：931-939, 2019.

5) Kouno M, Nishiyama A, Minabe M, et al：Retrospective analysis of the clinical response of palmoplantar pustulosis after dental infection control and dental metal removal. *J Dermatol*, **44**(6)：695-698, 2017.

6) Murakami M, Terui T：Palmoplantar pustulosis：Current understanding of disease definition and pathomechanism. *J Dermatol Sci*, **98**(1)：13-19, 2020.

7) Murakami M, Ohtake T, Horibe Y, et al：Acrosyringium is the main site of the vesicle/pustule formation in palmoplantar pustulosis. *J Invest Dermatol*, **130**(8)：2010-2016, 2010.

8) Murakami M, Kawakami R, Niko Y, et al：New fluorescent three-dimensional and deep-imaging technique confirms a direct relationship between the acrosyringium and vesicles/pustules of palmoplantar pustulosis. *J Dermatol Sci*, **102**(2)：130-132, 2021.

9) Ohtani T, Memezawa A, Okuyama R, et al：Increased hyaluronan production and decreased E-cadherin expression by cytokine-stimulated keratinocytes lead to spongiosis formation. *J*

Invest Dermatol, **129**(6)：1412-1420, 2009.

10）Murakami M, Muto J, Masuda-Kuroki K, et al：Pompholyx vesicles contain small clusters of cells with high levels of hyaluronate resembling the pustulovesicles of palmoplantar pustulosis. *Br J Dermatol*, **181**(6)：1325-1327, 2019.

11）Xiaoling Y, Chao W, Wenming W, et al：Interleukin(IL)-8 and IL-36gamma but not IL-36Ra are related to acrosyringia in pustule formation associated with palmoplantar pustulosis. *Clin Exp Dermatol*, **44**(1)：52-57, 2019.

12）Akiyama M, Takeichi T, McGrath JA, et al：Autoinflammatory keratinization diseases. *J Allergy Clin Immunol*, **140**(6)：1545-1547, 2017.

13）Akiyama M, Takeichi T, McGrath JA, et al：Autoinflammatory keratinization diseases：An emerging concept encompassing various inflammatory keratinization disorders of the skin. *J Dermatol Sci*, **90**(2)：105-111, 2018.

14）Akiyama M：Autoinflammatory Keratinization Diseases(AiKDs)：Expansion of Disorders to Be Included. *Front Immunol*, **11**：280, 2020.

15）Bissonnette R, Maari C, Tsianakas A, et al：A Randomized, Double-Blind, Placebo-Controlled, Phase 2a Study to Evaluate the Efficacy and Safety of RIST4721 in Subjects with Palmoplantar Pustulosis. *Dermatol Ther(Heidelb)*, **11**(6)：2179-2193, 2021.

16）Schafer PH, Parton A, Gandhi AK, et al：Apremilast, a cAMP phosphodiesterase-4 inhibitor, demonstrates anti-inflammatory activity in vitro and in a model of psoriasis. *Br J Pharmacol*, **159**(4)：842-855, 2010.

17）Wilsmann-Theis D, Kromer C, Gerdes S, et al：A multicentre open-label study of apremilast in palmoplantar pustulosis(APLANTUS). *J Eur Acad Dermatol Venereol*, **35**(10)：2045-2050, 2021.

18）Mrowietz U, Burden AD, Pinter A, et al：Spesolimab, an Anti-Interleukin-36 Receptor Antibody, in Patients with Palmoplantar Pustulosis：Results of a Phase Ⅱa, Multicenter, Double-Blind, Randomized, Placebo-Controlled Pilot Study. *Dermatol Ther(Heidelb)*, **11**(2)：571-585, 2021.

19）Cro S, Cornelius VR, Pink AE, et al：Anakinra for palmoplantar pustulosis：results from a randomized, double-blind, multicentre, two-staged, adaptive placebo-controlled trial(APRICOT). *Br J Dermatol*, 2021. doi：10.1111/bjd.20653. Online ahead of print.

20）Yatsuzuka K, Murakami M：Response to 'Anakinra for palmoplantar pustulosis：results from a randomized, double-blind, multicentre, two-staged, adaptive placebo-controlled trial(APRICOT)'. *Br J Dermatol*, 2021. doi：10.1111/bjd.20942. Online ahead of print.

MB Derma，**324**：39-46，2022.

◆特集／好中球が関わる皮膚疾患 update
薬　疹

小川陽一*

Key words：薬疹（cutaneous adverse drug reaction），スティーブンス・ジョンソン症候群/中毒性表皮壊死症（Stevens-Johnson syndrome/toxic epidermal necrolysis），好中球（neutrophils），neutrophil extracellular traps，ネクロプトーシス（necroptosis）

Abstract　Stevens-Johnson syndrome/toxic epidermal necrolysis（SJS/TEN）は，薬剤特異的細胞傷害性 CD 8 陽性 T 細胞が種々の細胞傷害分子を産生し表皮細胞死を誘導することで発症する致死性重症薬疹である．この確立された概念とは別に，我々は SJS/TEN の発症に好中球および好中球が放出する neutrophil extracellular traps（NETs）が関与するという新規メカニズムを解明したので概説する．

はじめに

薬疹は薬剤が原因となる遅発型アレルギーであり，我々臨床医が日常的に遭遇する播種状紅斑丘疹型（MPE）や多形紅斑型は全身性紅斑および瘙痒を引き起こすが生命に関わらない．しかし，それらの中で，発症率は低いものの生命を脅かす重症薬疹（severe cutaneous adverse drug reactions：SCARs）が含まれている可能性をすべての臨床医は留意しなければならない．SCARs には Stevens-Johnson syndrome/toxic epidermal necrolysis（SJS/TEN），薬剤性過敏症症候群（drug reactions with eosinophilia and systemic symptoms/drug-induced hypersensitivity syndrome：DRESS/DIHS），急性汎発性発疹性膿疱症（acute generalized exanthematous pustulosis：AGEP）の 3 疾患が含まれる．

SCARs の 1 つである SJS/TEN は，原因薬剤曝露後，高熱などの全身症状とともに，皮膚に紅斑，粘膜にびらんを生じる重症薬疹である．完成した SJS/TEN では全層性の表皮壊死を呈するが，これは薬剤特異的細胞傷害性 CD 8 陽性 T 細胞

（CTL）が皮膚に浸潤し，種々の細胞傷害分子を産生することで惹起される．CTL が産生する細胞傷害分子として，TNF-α，IFN-γ，soluble Fas ligand，granulysin，perforin/granzyme B などが報告されている．TNF-α と IFN-γ は協働してケラチノサイトに誘導型一酸化窒素合成酵素（iNOS）の発現増加とそれに続く FasL の発現を増強する結果，Fas を介した細胞死を引き起こす．さらに，原因薬剤曝露によって活性化した SJS/TEN 患者末梢血単核球は可溶性 FasL を産生し，ケラチノサイトが発現する Fas と結合することで Fas を介した細胞死を引き起こす[1]．Granulysin は SJS/TEN 水疱内容液に含有される CTL，NK 細胞によって産生され，ケラチノサイトにアポトーシスを誘導する．また，マウス皮膚に granulysin を投与することで SJS/TEN 様の皮膚症状が再現される[2]．SJS/TEN 発症前〜初期において血清 granulysin レベルが上昇するが，現在では他の薬疹型でも血清レベルが増加することが報告されている．このように SJS/TEN は MHC クラス I 拘束性に誘導された薬剤特異的 CTL がメディエーターとなり惹起される．

＊　Youichi OGAWA，〒409-3898 中央市下河東 1110　山梨大学皮膚科学講座，講師

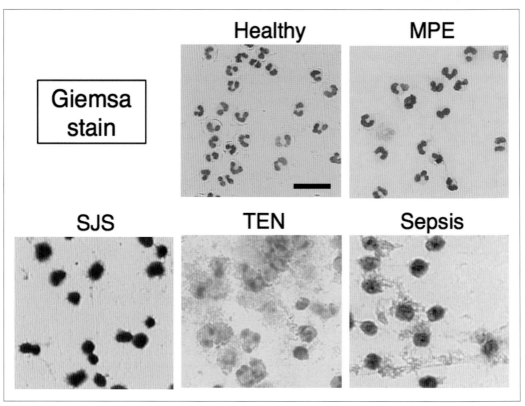

図 1. 末梢血好中球のギムザ染色
SJS および TEN 患者の末梢血好中球は形態異常を呈する.

SJS/TEN 末梢血好中球の形態異常

　SJS/TEN 患者, 特に TEN 患者においては末梢血中好中球数が減少することが報告されており, G-CSF 投与が表皮壊死後の上皮化を促進するという報告がある[3]. これらの報告は SJS/TEN の末梢血好中球に何らかの異常が存在することを示唆する. 実際に SJS/TEN の末梢血好中球を, 健常者, 播種状紅斑丘疹型薬疹(MPE)患者, 敗血症患者の末梢血好中球と比較すると, 健常者, MPE 患者では正常な形態を示すが, SJS 患者, 敗血症患者の好中球は細胞膜が不鮮明となり, 細胞外に網状の物質を放出する. TEN 患者ではさらに形態異常が顕著で, その細胞形態は破綻している(図1). 敗血症患者末梢血好中球は neutrophil extracellular traps(NETs)を形成することが知られており, SJS/TEN 患者末梢血好中球が放出する網状物質も NETs であることが示唆された. さらに, 定常状態では好中球アズール顆粒に存在する抗菌活性のあるセリンプロアーゼである neutrophil elastase(NE)と抗菌ペプチドの1つである LL-37 で染色すると NE は細胞外に網状に放出され LL-37 がそれに纏わりつく像が観察される. NE, LL-37 は NETs の構成要素であり SJS/TEN 患者末梢血好中球は NETs を形成することが確認された(図2). また, SJS 患者末梢血好中球は健常者末梢血好中球と比較し, CD 11b 発現が増強し, CD 62L 発現が減弱していることから, 活性化された好中球であることが確認された[4].

Neutrophil extracellular traps とは?

　NETs は「好中球が放出する, 好中球顆粒内物質, 核内物質, 細胞質内物質をまぶした脱凝集クロマチン」と定義される. 当初, NETs を放出した好中球は細胞死に陥るため, 一連の現象は NETosis と呼称された. 現在では NADPH の関与, 細胞死の有無により3つに分類され, ① NADPH オキシダーゼ依存性 NETs, ② NADPH

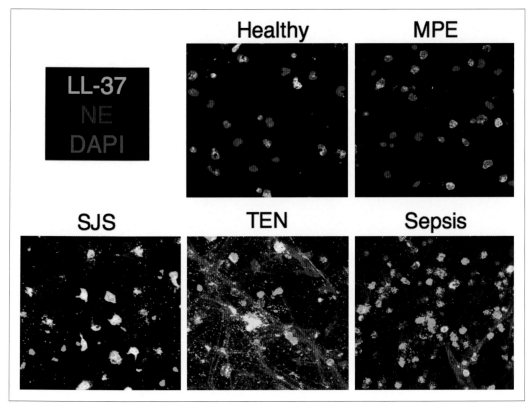

図 2. 末梢血好中球の LL-37, neutrophil elastase 染色
SJS および TEN 患者の末梢血好中球は NETs を放出する.

オキシダーゼ非依存性ミトコンドリア由来 ROS 依存性 NETs, ③細胞死を伴わないクロマチン放出, がある. 前者 2 様式は細胞死を伴い, 後者 1 様式は細胞死を伴わない. NETs は当初, 細菌に対する生体防御反応として報告されたが, 現在では様々な病原体, あるいはその構成タンパクによって NETs が誘導されることが知られている. さらに, 様々なサイトカイン(IL-8 など), 免疫複合体, あるいは化学物質(PMA など)も NETs を誘導する. したがって, NETs は病原体排除に非常に強力かつ有効な手段であるが, 病原体が存在しない環境下でも NETs が誘導され得る. 実際に NETs は全身性エリテマトーデス(SLE), 関節リウマチ, ANCA 関連血管炎, 乾癬など種々の炎症性疾患, 自己免疫性疾患の発症に関与するとされる[5)6)].

SJS/TEN 皮膚好中球は NETs を形成する

前述したように SJS/TEN は遅延型アレルギー反応であり, 薬剤特異的 CTL がメディエーターであるため発症メカニズムにおける獲得免疫系に焦点が集まっていた. したがって, SJS/TEN 発症メカニズムにおける自然免疫系の関与はほぼ検討されてこなかった. 好中球は最大の自然免疫系細胞であるが, 多くの薬疹エキスパートは SJS/TEN の病変皮膚に好中球は浸潤しないと考えてきた. それは SJS/TEN の病理標本(H&E 染色)で好中球が確認できない(し難い)ことに起因する. そこで, まだ表皮剝離する前の(細菌が付着する前の)発症早期 SJS/TEN 患者皮膚に好中球が存在するか検討した. これまで指摘されてきたように, H&E 染色切片では好中球を確認することは難しいが, それと思われる細胞は表皮, 真皮に浸潤している. 好中球に特異性の高い CD 66b で染色を行うと相当数の CD 66b 陽性好中球が表皮, 真皮に浸潤していることが確認される(図 3). これは限られた SJS/TEN 患者皮膚で認められる現象ではなくほぼすべての患者皮膚で確認される. し

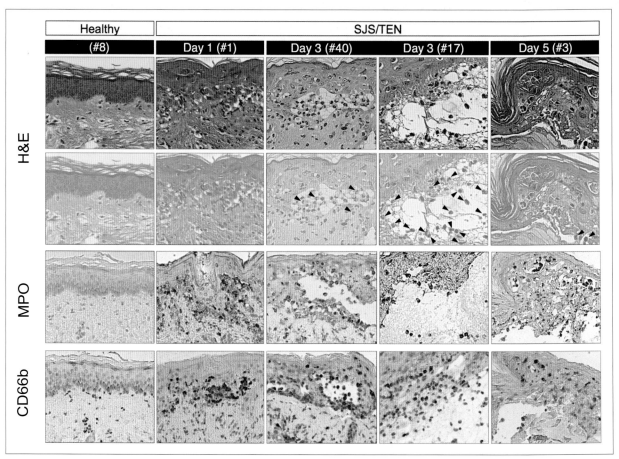

図 3. SJS/TEN 皮膚には好中球が存在する

SJS/TEN 患者皮膚において H & E 染色では好中球を確認し難いが，好中球に特異的な
CD 66b 染色をすると好中球が確認される．

たがって，「SJS/TEN 病変皮膚に好中球は存在しない」，という概念は間違いである．なぜ H&E 染色切片では好中球を容易に目視できないのか？これは SJS/TEN 皮膚に浸潤している好中球が NETs を形成し形態変化を起こしているためと考えられ，実際に SJS/TEN 皮膚の NE/LL-37 染色，あるいは電子顕微鏡での観察で NETs を形成する好中球が確認される（図 4）．また，水疱内容液を各種水疱性疾患患者（外傷性水疱，虫刺症，水疱性類天疱瘡，尋常性天疱瘡，熱傷，帯状疱疹，SJS/TEN）から回収し，NET indicators である dsDNA，LL-37 の水疱内容液内レベルを測定すると SJS/TEN のみで上昇が認められ，NETs の形成がこれら水疱性疾患群の中で SJS/TEN に特異的であることを示唆する[4]．

SJS/TEN 水疱内容液，血清には健常者末梢血好中球に NETs を誘導する物質が含有される

水疱内容液を前述した各種水疱性疾患群患者から回収し，健常者末梢血好中球に曝露すると SJS/TEN 患者水疱内容液のみ NETs を誘導する．さらに，SJS/TEN 患者血清を健常者末梢血好中球に曝露すると水疱内容液と同様に NETs の形成が誘導される．一方で，健常者血清や SJS/TEN 以外の薬疹型患者血清（MPE，EM major，固定薬疹，AGEP，DIHS）では NETs が誘導されない．したがって，各種薬疹型において NETs の形成は SJS/TEN に特異的である．実際に血清中 dsDNA，LL-37，MPO-DNA 複合体レベルは SJS/TEN 患者血清においてのみ上昇が認められ，健常者血清や上記の SJS/TEN 以外の薬疹型患者血清，あるいは

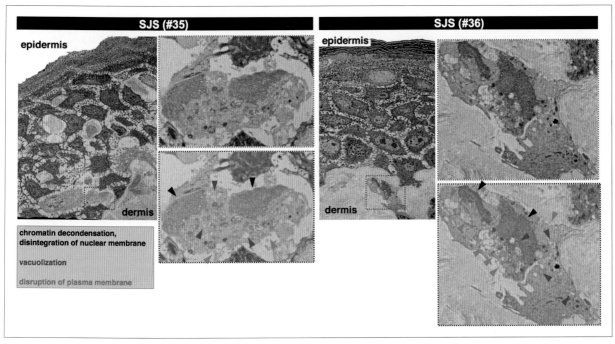

図 4. SJS/TEN 表皮, 真皮に存在する好中球は NETs を形成する
SJS/TEN 表皮, 真皮に存在する好中球を電子顕微鏡で観察すると, クロマチン脱凝集など
NETs に特有の変化を呈する.

自己免疫性疾患患者血清(GVHD, SLE, 水疱性類天疱瘡, 粘膜型類天疱瘡, 尋常性天疱瘡, 後天性表皮水疱症), また好中球性皮膚症患者血清(乾癬, 膿疱性乾癬, 壊疽性膿皮症)では低値である. 重要な点として, 上記疾患群のうち SLE や乾癬, 壊疽性膿皮症では組織に NETs を形成する好中球が存在するとされ, 患者血清を健常者末梢血好中球に曝露すると NETs が誘導されると報告されているが[5], その強度は SJS/TEN において圧倒的に強い[4].

健常者末梢血好中球に NETs を誘導する物質は lipocalin-2 である

SJS と MPE 既往患者の末梢血単核球(PBMCs)を回収し薬疹原因薬剤で刺激すると, SJS 患者 PBMCs には MPE 患者 PBMCs と比較して lipocalin-2(LCN-2), S100-A7, IL-36γ, CALML 5, Annexin A3, Galectin-7, LL-37 といったタンパクがより強く誘導される[7]. 実際にこれらのリコンビナントタンパクを健常者末梢血好中球に曝露すると LCN-2 で強く, LL-37 で弱く NETs が誘導され, 他では NETs が誘導されない(図 5). し

たがって, SJS/TEN 患者血清中に含有される健常者末梢血好中球に NETs を誘導する物質は LCN-2 であると予測された. 実際, 血清中 LCN-2 濃度は SJS/TEN 患者で高く, 他の薬疹型および前述した自己免疫性疾患, 好中球性皮膚症では低値であった(図 6). SJS/TEN 患者において, LCN-2 は原因薬剤, 抗原提示細胞, CD 8 陽性 T 細胞存在下で産生され, 原因薬剤 + 抗原提示細胞の条件では産生されないため薬剤特異的 CD 8 陽性 T 細胞が産生することが同定された. また, LCN-2 は NETs 中にも含有されており, SJS/TEN 病変皮膚の NETs を形成する好中球からも放出される. これらの結果から, SJS/TEN 発症早期において薬剤特異的 CD 8 陽性 T 細胞が皮膚に浸潤し LCN-2 を産生し, 同様に浸潤した好中球に NETs の形成を誘導する. 引き続いて, NETs に含有される LCN-2 や LL-37 はさらに NETs 誘導を増強するというメカニズムが示唆された[4].

NETs はどのように SJS/TEN の発症メカニズムに関与するのか?

NETs に含有される LL-37 はケラチノサイトに

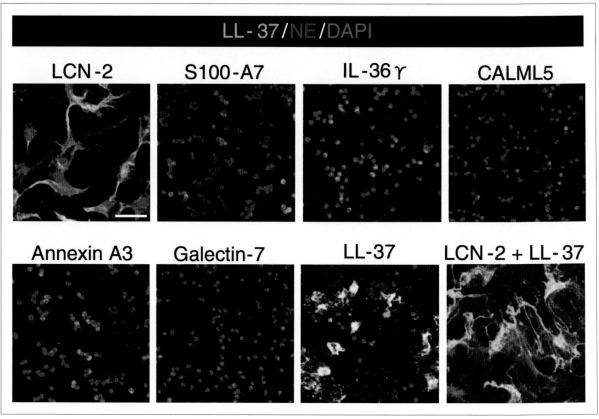

図 5. LCN-2, LL-37 は健常者末梢血好中球に NETs を誘導する
各種リコンビナントタンパクを健常者末梢血好中球に曝露すると, LCN-2 で強く,
LL-37 で弱く NETs が誘導される.

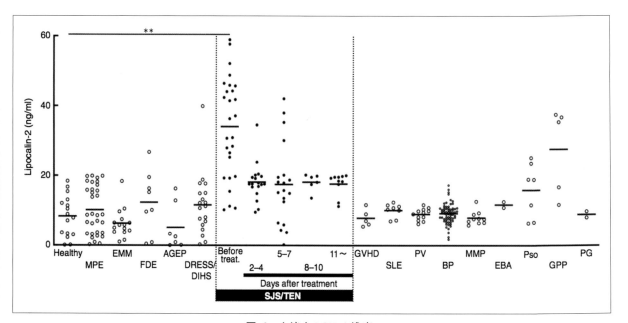

図 6. 血清中 LCN-2 濃度
血清中 LCN-2 濃度は SJS/TEN 患者で高く, 他の薬疹型および自己免疫性疾患,
好中球性皮膚症では低値であった.

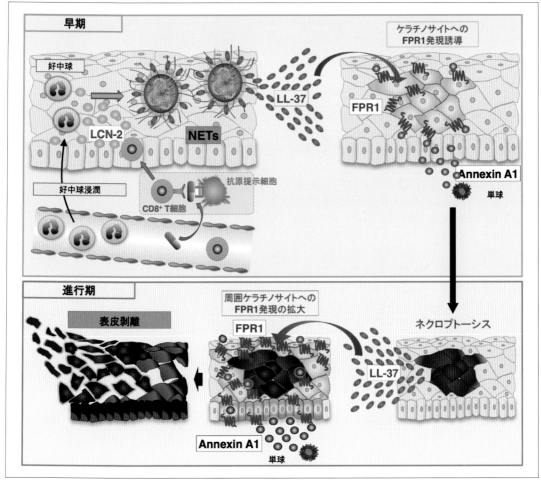

図 7. SJS/TEN の新規発症メカニズム
SJS/TEN の発症に好中球および好中球が放出する NETs が関与する.

formyl peptide receptor 1(FPR 1)の発現を誘導
する．これは様々な NETs 構成物質において LL-
37 に特異的であった[4]．FPR 1 は疾患特異的に
SJS/TEN のケラチノサイトに発現し，単球から
疾患特異的に産生される annexin A1 と結合する
ことで細胞死の一つの形態であるネクロプトーシ
スに陥る[8]．ネクロプトーシスに陥ったケラチノ
サイトからはさらに LL-37 が放出されるため，周
囲のケラチノサイトに継続的に FPR 1 の発現を誘
導し，表皮壊死の連鎖が生じ SJS/TEN の広範な
表皮壊死が形成される[4]．以上のように SJS/TEN
においては皮膚に浸潤した好中球の NETs 形成に
端を発し連続的なケラチノサイトのネクロプトー
シスが形成される[4]（図 2）.

おわりに

　SJS/TEN の発症に好中球および好中球が放出
する NETs が関与するという新しい知見を紹介し
た（図 7）．各種薬疹型において NETs の関与は
SJS/TEN に特異的であった．TEN の致死率は
29.9％と依然高率である[9]．これを是正するため
には早期診断が重要である．しかし，SJS/TEN の
早期診断は専門家でもしばしば困難なことがあ
り，このような研究を通してバイオマーカーの確
立，迅速診断キットの開発および新規治療薬の開
発を目指したい.

文 献

1) Abe R : Toxic epidermal necrolysis and Stevens-Johnson syndrome : soluble Fas ligand involvement in the pathomechanisms of these diseases. *J Dermatol Sci*, **52**(3) : 151-159, 2008.

2) Chung WH, Hung SI, Yang JY, et al : Granulysin is a key mediator for disseminated keratinocyte death in Stevens-Johnson syndrome and toxic epidermal necrolysis. *Nat Med*, **14**(12) : 1343-1350, 2008.

3) Ang CC, Tay YK : Hematological abnormalities and the use of granulocyte-colony-stimulating factor in patients with Stevens-Johnson syndrome and toxic epidermal necrolysis. *Int J Dermatol*, **50**(12) : 1570-1578, 2011.

4) Kinoshita M, Ogawa Y, Hama N, et al : Neutrophils initiate and exacerbate Stevens-Johnson syndrome and toxic epidermal necrolysis. *Sci Transl Med*, **13**(600) : eaax2398, 2021.

5) Papayannopoulos V : Neutrophil extracellular traps in immunity and disease. *Nat Rev Immunol*, **18**(2) : 134-147, 2018.

6) Ogawa Y, Muto Y, Kinoshita M, et al : Neutrophil Extracellular Traps in Skin Diseases. *Biomedicines*, **9**(12) : 1888, 2021.

7) Hama N, Nishimura K, Hasegawa A, et al : Galectin-7 as a potential biomarker of Stevens-Johnson syndrome/toxic epidermal necrolysis : identification by targeted proteomics using causative drug-exposed peripheral blood cells. *J Allergy Clin Immunol Pract*, **7**(8) : 2894-2897, 2019.

8) Saito N, Qiao H, Yanagi T, et al : An annexin A1-FPR1 interaction contributes to necroptosis of keratinocytes in severe cutaneous adverse drug reactions. *Sci Transl Med*, **6**(245) : 245ra95, 2014.

9) Sunaga Y, Kurosawa M, Ochiai H, et al : The nationwide epidemiological survey of Stevens-Johnson syndrome and toxic epidermal necrolysis in Japan, 2016-2018. *J Dermatol Sci*, **100**(3) : 175-182, 2020.

MB Derma, 324：47-52, 2022.

◆特集／好中球が関わる皮膚疾患 update

Sweet 病

中村晃一郎*

Key words：Sweet 病，Sweet 症候群（Sweet's syndrome），急性熱性好中球性皮膚症（acute febrile neutrophilic dermatosis），好中球（neutrophil），紅斑（erythema）

Abstract　Sweet 病は，38℃以上の急な発熱，末梢血白血球増多・好中球増多を生じ，顔面，頸部，四肢を中心に境界明瞭な紅斑局面，結節を特徴とする．本疾患は，しばしば上気道感染を先行病変に生じるが，薬剤誘発性の場合，腫瘍随伴性など悪性腫瘍（造血器腫瘍）と関連する場合もある．また，妊娠と関連する場合もある．治療はステロイドやヨウ化カリウムの全身療法が第一選択である．ときに再発があるため，経過観察も必要である．

はじめに

Sweet 病は，Sweet が 1964 年に急激な発熱，白血球増多，有痛性の紅斑局面，病理組織で真皮の好中球浸潤を生じている 8 人の女性患者に対して，acute febrile neutrophilic dermatosis として提唱した疾患である[1]．Howard は顔面の再発性紅斑を生じた報告で，Sweet の名をつけた疾患として記載している[2]．その後，Sweet 病ないし Sweet 症候群として臨床的に合致する症例が報告されており，いくつかの診断基準も提唱されている[3][4]．本疾患の皮疹は境界明瞭な紅斑局面，結節であり，顔面，頸部，四肢に生じ，典型疹として捉えられる．これ以外に，水疱，膿疱，ときに皮膚の壊死などを生じる症例，蜂窩織炎様，黄色腫様外観を呈する症例，手背に生じる症例（localized neutrophilic dermatitis of the hands），皮下に生じる症例など様々な形態の報告もある．また，皮膚外病変も報告されており，肝臓，肺などの内臓病変，筋肉骨格系，中枢神経などに及ぶ[5][6]．

Sweet 病は，Behçet 病とともに好中球性皮膚症に含まれるが，好中球性皮膚症には Sweet 病，Behçet 病，壊疽性膿皮症などがある．個々の疾患は，特徴的な臨床症状，経過，病理組織，臨床症状によって鑑別される．

概念・定義

発熱（38℃以上），末梢血白血球，好中球数の増多，顔面・頸部・四肢の圧痛のある紅斑局面を特徴とする疾患である[7][8][9]．皮疹（典型疹）は有痛性の鮮紅色の境界明瞭な紅斑局面，結節である．組織学的に真皮上層から下層にかけて成熟好中球の稠密な浸潤を認める．これらの典型疹を有する症例が最も多いが，他に蜂窩織炎様皮疹，黄色腫様皮疹など非典型疹を有する症例もある[10]．

Sweet 病の特徴的な臨床症状や組織学所見を有する疾患には，腫瘍（造血器腫瘍）に関連する症例，薬剤に誘発される症例などがあり，また好中球の浸潤は皮膚以外の主要臓器でも報告されている[5][6]．病因分類では古典型，薬剤誘発型，腫瘍随伴型として分類され，これらの疾患を含めた広い概念として捉えられる[11]．

病因・病態

原因は明らかではないが，しばしば感染アレル

* Koichiro NAKAMURA，〒350-0495 埼玉県入間郡毛呂山町毛呂本郷 38　埼玉医科大学病院皮膚科，教授

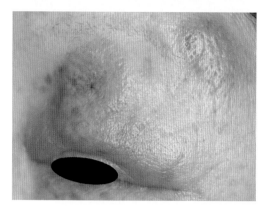

図 1. 上眼瞼の隆起性紅斑局面
（文献 7 より）

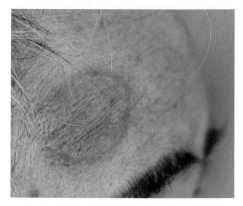

図 2. 顔面の境界明瞭な隆起性紅斑局面
（文献 9 より）

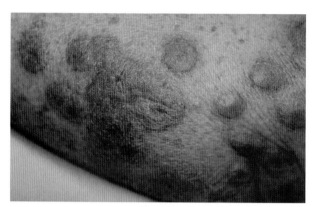

図 3. 前腕の境界明瞭な暗赤色の円形の紅斑局面
（文献 7 より）

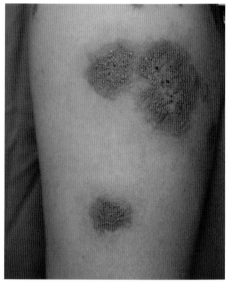

図 4. 大腿の鮮紅色の隆起性紅斑局面，
局面に小膿疱が認められる．

ギー，腫瘍や薬剤に伴って誘導されることが指摘
されている．サイトカインとして G-CSF による
好中球の増加，機能亢進が推定されている．

　感染症の場合，上気道感染（溶連菌感染）がしば
しば先行する．他に腸管感染症（サルモネラ，エル
シニア）がある．また，炎症性腸疾患（潰瘍性大腸
炎，Crohn 病など）との関連の場合もある．妊娠に
関連して生じる場合には，病因としてエストロゲ
ンやプロゲストロンの内分泌ホルモンによる血
管，免疫の影響が推測される．

　さらに薬剤誘発性の場合や，基礎疾患として悪
性腫瘍を有する場合など，様々な誘因があり，腫
瘍に随伴する場合には，たとえば骨髄増殖疾患で
は骨髄細胞から好中球への転換が生じる可能性な
どが推測される．

頻度・疫学

　30～50 歳代の中高年に発症し，女性に多いとさ

れる．海外で男女比 1：4 という報告がある．稀に
小児例も報告されている[6]．

臨床症状

　急激な発熱を生じ，顔面・頸部・四肢に紅色の
境界明瞭な圧痛のある浮腫性紅斑局面が多発す
る．皮疹（典型疹）は浮腫性の紅色局面ないし結節
で，隆起性で，円形～環状を呈する（図 1～3）．紅
斑局面に小型の水疱（pseudovesicular），膿疱様外
観を生じる場合も多いが，これらは真皮上層の浮
腫によるものである（図 4）．また，Sweet 病で毛
囊炎様皮疹（図 5），結節性紅斑様皮疹（図 6）を生じ
ることがあり，この場合には Behçet 病との鑑別
が問題になる．また非典型疹として，蜂窩織炎様

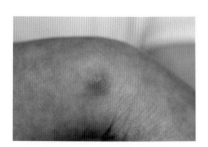

図 5. 下腿の毛嚢炎様皮疹

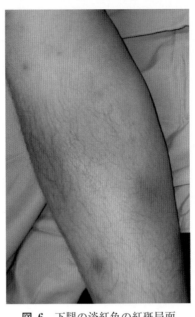

図 6. 下腿の淡紅色の紅斑局面
（結節性紅斑様皮疹）

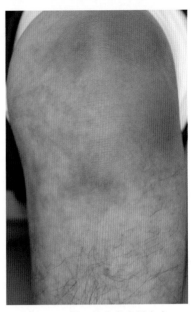

図 7. 下腿の蜂窩織炎様皮疹

皮疹（図 7），壊死，黄色腫様皮疹（図 8）[10]を生じる症例がある．

病理組織所見

Sweet 病は病理組織学的に表皮直下の浮腫，真皮の稠密な好中球浸潤が特徴的な所見である．真皮上層から深層にかけてびまん性の好中球の浸潤で，核破砕を認める．真皮上層に浮腫を認める（図 9〜11）．真皮での小血管の拡張や血管内皮の膨化はあるが，フィブリノイド変性や壊死性血管炎は認めない．表皮には変化を認めないことが多い．皮下，脂肪織に好中球浸潤が及ぶ場合（特に皮下型）には脂肪織内の小葉内および隔壁内に及ぶ[5]（図 12）．

皮下浸潤を生じる場合は皮下型 Sweet 病と呼ばれ，多くで好中球性蜂窩織炎を生じる．皮下型は造血器腫瘍に関連して生じる場合に，より多いとされる．

組織的バリアントとして histiocytoid Sweet syndrome がある．

検 査

末梢血の白血球数および好中球数の増多があり，急性炎症所見として赤沈亢進，CRP 上昇を認

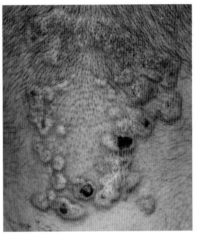

図 8. 後頸部の環状に配列する
黄色調の隆起性局面
（文献 10 より）

める．好中球増多，白血球増多，赤沈亢進は多くの症例で認められ診断に重要である．すべての症例にみられるわけではなく，骨髄異形成症候群など造血器腫瘍の合併例では，ときに貧血，好中球正常ないし低下，血小板減少が認められることもある．

Sweet 病の皮膚外病変を診断する場合には部位によって胸部 X 線，CT，脳波，髄液検査などを検討する．悪性腫瘍随伴の場合には，皮膚症状が悪性腫瘍の発生に先行する場合があるので考慮する．

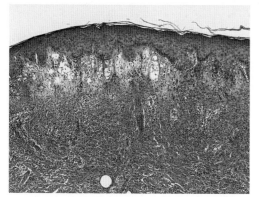

図 9. 真皮上層の浮腫，真皮上層から下層に
稠密な好中球浸潤

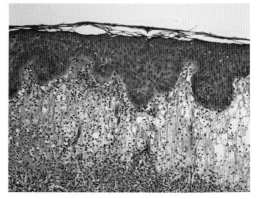

図 10. 真皮の好中球浸潤

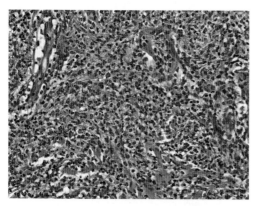

図 11. 真皮の稠密な好中球浸潤

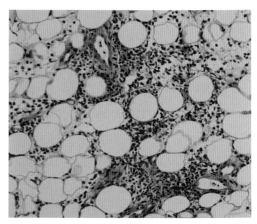

図 12. 脂肪織小葉内の好中球浸潤

表 1. Sweet 病の診断基準

1. 必須項目
（1）有痛性紅斑性皮疹あるいは結節（典型疹） 　（2）壊死性血管炎を伴わない好中球優位細胞浸潤
2. 主要項目
A．臨床症状 　（1）発熱 　（2）先行する上気道感染または基礎疾患の存在 　B　検査成績 　（1）好中球を主体とする白血球の増多 　（2）CRP 陽性または赤血球沈降速度亢進
3. 診断
1の2項目を満たし，さらに2の4項目のうちの 　2項目以上を満たす場合

（文献 3 より）

診断・鑑別診断

　診断では，組織学的に真皮上層から中層に広範囲の好中球浸潤を認めることが重要である．診断基準として溝口の分類（表 1）[3]，Su and Liu の分類[4]がある．古典的，薬剤誘発性，腫瘍随伴性に分類するなどの病因的な分類がある[11]．

　古典的（特発型）は，原著の報告でみられるもので，大部分を占め，30〜60 歳で，女性に多い．関連疾患として上気道感染をはじめとする感染症がみられる．

　鑑別疾患は，多形紅斑，Behçet 病，壊疽性膿皮症，持久性隆起性紅斑などが鑑別となる．毛囊炎様皮疹，結節性紅斑様皮疹を生じる場合，Behçet 病との鑑別が問題になる．Sweet 病と Behçet 病の鑑別のポイントとして，Sweet 病では臨床症状の発症が急激であること，組織学的に真皮の広範囲の好中球浸潤であり，壊死性血管炎を認めないことである．これに対して Behçet 病では，組織学的に好中球浸潤は血管炎周囲を中心として，血管の炎症所見が強い．HLA 抗原では Sweet 病はしばしば HLA-B 54 陽性であり Behçet 病では HLA-B 51 陽性であることも参考所見になる．

　他の好中球性皮膚症の鑑別疾患として，潰瘍を

生じる場合には壊疽性膿皮症が鑑別となる．隆起性紅斑局面ではリウマチ性好中球性紅斑，持久性隆起性紅斑が鑑別となる．

合併症

先にも述べたように，Sweet 病の合併症ないし関連疾患として，腫瘍性疾患や炎症性疾患などの基礎疾患の存在がある．また，薬剤との関連が報告されている．腫瘍性疾患の合併では造血器腫瘍が多く，ときに固形がんがある．造血器腫瘍として白血病，骨髄異形成症候群，骨髄増殖性疾患がある．固形がんとして胃がん，大腸がん，乳がんがある．また，関連する炎症性疾患として潰瘍性大腸炎，Crohn 病，壊疽性膿皮症などがある．膠原病類縁疾患として関節リウマチ，シェーグレン症候群，全身性エリテマトーデスなどとの関連がある．

Sweet 病では薬剤が関連する症例が多数報告されている．Sweet 病を誘発する薬剤には，G-CSF（granulocyte colony stimulating factor），GM-CSF（granulocyte macrophage colony stimulating factor），レチノイド，カルバマゼピン，アザチオプリン，ATRA（all-trans retinoic acid）が知られている．その他，フロセミド，ヒドララジン，ミノサイクリン，抗ウイルス剤，経口避妊薬などの報告もある．

その他，Sweet 病に関連する疾患として妊娠があり，その他の誘因に外傷，光線に関連して生じる場合がある．

皮膚以外の病変として，肝，肺，骨，筋肉，腎臓，小腸，心臓，肺，脾臓，中枢神経などが知られている．眼症状として結膜炎，上強膜炎を生じることがある．

治　療

本疾患の治療ではステロイド全身投与が第一選択である．プレドニン通常 0.5〜1.0 mg/kg/日で開始する．通常ステロイドに対する反応は良好であり，臨床症状の改善を待って減量する．また，

ヨウ化カリウムもステロイドと同様に第一選択薬として有効である．ヨウ化カリウム（900 mg/日）で開始する．ステロイドが使用しにくい場合などで使用される．開始後 1〜2 週間程度で皮膚症状が改善することが多い．コルヒチン（0.5〜1.0 mg/日）は好中球の機能抑制作用があり有効である．

海外ではインドメタシン，ダプソン，シクロスポリンなどの報告がある．

薬剤と関連する場合には，薬剤の中止も必要である．腫瘍随伴性の場合には，腫瘍に対する治療を並行して行う．

経過・予後

通常ステロイド全身投与に対する反応性は良好で，皮疹は 1〜2 週間以内に改善傾向に向かう．Sweet 病ではときに再発を繰り返すことがあり，腫瘍性病変を基礎疾患に有する場合などで海外では再発が 1/3 程度との報告がある．全身の合併症を伴う場合や，重症化の症例では，これらが予後に関与する場合がある．

まとめ

Sweet 病は，原因は完全には解明されていないが，その機序にサイトカイン亢進による過敏反応，好中球活性化が推測されている．好中球性皮膚症に属するが，臨床症状もときに様々な形態を有し，病態は複雑な広範囲の疾患である．薬剤によって誘発される場合，悪性腫瘍が随伴する場合もあるため，個々の症例で必要に応じて原因検索が必要となる．治療はステロイド全身投与が第一選択である．ときに再発も生じるため，経過の推移をみることも必要である．

文　献

1) Sweet R：An acute febrile neutrophilic dermatosis. *Br J Dermatol*, 76：349-56, 1964.
2) Howard WC, Beck GA, Champion RH：Recurrent neutrophilic dermatosis of the face-a variat

of Sweet's syndrome. *Br J Dermatol*, **80**：806-810, 1968.

3）溝口昌子：Sweet 病．日本臨床免疫学会会誌，**19**：169-178，1996.

4）Su WPD, Liu H-NH：Diagnostic criteria for Sweet's syndrome. *Cutis*, **37**：167-174, 1986.

5）Cohen PR, Kurzrock R：Sweet's syndrome revised：a review of disease concepts. *Int J Dermatol*, **42**：761-778, 2003.

6）Cohen PR：Sweet's syndrome- a comprehensive review of an acute febrile neutrophilic dermatosis. *Orphanet J Rare Dis*, **3**：34, doi：10.1186/1750-1172-2-34, 2007.

7）中村晃一郎：Sweet 症候群（Sweet 病），急性熱性好中球性皮膚症，今日の皮膚疾患治療指針第 5 版（佐藤伸一ほか編）．医学書院, pp.393-396, 2022.

8）中村晃一郎：Behçet 病・Sweet 病．皮膚臨床，**59**：743-749，2017.

9）中村晃一郎：腫瘍随伴性病変　Sweet 病．皮膚病変でみる内臓疾患．日本医事新報, **4887**：28-29, 2017.

10）Kamimura A, Yanagisawa H, Tsunemi Y, et al：Normelipemic xanthomatous Sweet's syndrome：A variant of Sweet's syndrome with myelodysplastic syndrome. *J Dermatol*, **48**：695-698, 2021.

11）Heath MS, Ortega-Loayza AG：Insights into the pathogenesis of Sweet's syndrome. *Front Immunol*, **10**：414. doi：10.3389/fimmu.2019.00414. eCollection 2019. 2019.

MB Derma, 324 : 53-60, 2022.

◆特集／好中球が関わる皮膚疾患 update

ベーチェット病

川上民裕*

Key words：ベーチェット病(Behçet's disease)，好中球(neutrophil)，A20 ハプロ不全症(A20 haploinsufficiency)，PFAPA 症候群(PFAPA syndrome)，好中球細胞外トラップ(neutrophil extracellular traps)

Abstract ベーチェット病は，何らかの遺伝素因を有する個体に，自然免疫，獲得免疫，好中球炎症などが複雑に作用し合い発症すると考えられている．好中球の関わる自然免疫の異常として A20 ハプロ不全症，PFAPA 症候群，さらに好中球細胞外トラップ，好中球性皮膚症にも言及した．疾患レジストリの構築から，クラスター解析が進み，皮膚粘膜は，眼，神経，血管，腸管とは区別される臨床的亜型の概念が定着しつつある．治療は，好中球機能の活性化を抑制することが肝要である．ベーチェット病診療ガイドライン 2020 の CQ を引用して，ステロイド全身投与，コルヒチン，アプレミラスト，非ステロイド性抗炎症薬，ジアフェニルスルホン，TNF-α 阻害薬，ワルファリンの主力全身投与薬に関して記した．

はじめに

ベーチェット病は，全身の様々な臓器に炎症が生じる．口腔内潰瘍，ぶどう膜炎，皮膚症状，外陰部潰瘍の4つを主症状とし，関節炎，腸管病変，血管炎，中枢神経病変，精巣上体炎を副症状とする．ベーチェット病の発症メカニズムは不明であり，何らかの遺伝素因を有する個体に，自然免疫，獲得免疫などが複雑に作用し合い発症すると考えられている．皮膚症状には，毛囊炎様皮疹(痤瘡様皮疹)，結節性紅斑様皮疹，皮下の血栓性静脈炎など多彩な所見を呈するが，これらは病変部への好中球浸潤によるものである．この点からは，ベーチェット病は好中球の機能亢進した疾患として位置づけられる．

病 態

1．遺伝的背景

遺伝素因として，複数の遺伝子多型がベーチェット病発症に関与している．最も強い関連を示すものは，以前から広く知られているヒト主要組織適合遺伝子複合体(major histocompatibility complex：MHC)クラス1である HLA-B 遺伝子の HLA-B 51 アリルである．さらに，近年のゲノムワイド関連解析研究(GWAS)により，HLA-B51 以外の他の疾患感受性遺伝子が多数同定された(図1)[1]．こうした関連遺伝子は，これまでのベーチェット病研究で関与が指摘されてきた HLA-B を介する CD 8 陽性 T 細胞の獲得免疫，CD 4 陽性 T 細胞の獲得免疫，マクロファージ・樹状細胞・NK 細胞による自然免疫，好中球炎症と関連が深いもので占められた．GWAS 研究は，奇しくも，これまでのベーチェット病病態研究の確からしさを証明したことになった．

HLA-B 51 アリルの MHC クラス I 遺伝子は，疾患に関与する特定の抗原ペプチドと親和性を持

* Tamihiro KAWAKAMI, 〒983-8536 仙台市宮城野区福室 1-15-1 東北医科薬科大学医学部皮膚科学教室，主任教授

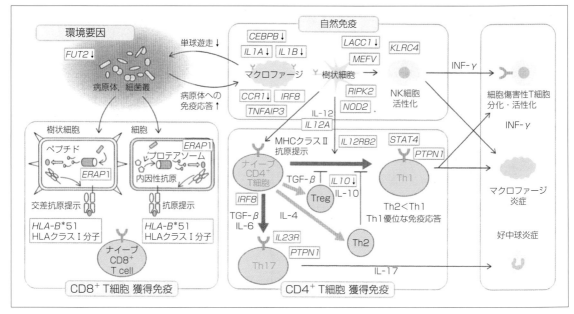

図 1. ゲノムワイド関連解析研究(GWAS)をふまえたベーチェット病の病態

（文献 1 P.13 より引用）

ち，それを CD 8 陽性 T 細胞に抗原提示すること
で免疫応答を惹起すると考えられている．また，
ERAP 1 は抗原ペプチドが MHC 分子に抗原提示
されるために適切な長さにトリミングする作用を
持つ酵素であることから，ベーチェット病の病態
に抗原ペプチドの ERAP 1 によるトリミングと，
MHC クラス I 分子による細胞表面での抗原提示
が関与していることが示唆されている．

HLA 以外のベーチェット病疾患関連遺伝子と
して，IL 23R，IL 12RB2，IL 10 が報告された．
IL 23R，IL 12RB2 はベーチェット病と同じ MHC
クラス I 疾患に分類される炎症性腸疾患，乾癬，
強直性脊椎炎の疾患感受性遺伝子としても報告さ
れているため，その関連性が注目されている．ま
た，CCR 1，STAT 4，KLRC 4，TLR 4，NOD 2，
MEFV などが同定された．

2．獲得免疫と自然免疫

ベーチェット病は，かつて獲得免疫の異常が病
態の中心であると推測されていた．獲得免疫の異
常で発症する自己免疫性疾患は，外来抗原との交
差反応によって宿主の正常な細胞や組織を抗原と
認識することによって起こる．ベーチェット病
は，環境要因として病原体に関連した外来抗原の
存在が示唆されていることや，最も強固な遺伝要

因である HLA-B 51 をはじめとする MHC の疾患
感受性が知られており，獲得免疫の異常と推測さ
れてきた．

しかし，自然免疫の異常で発症する自己炎症疾
患の関与が指摘されつつある．特に自己炎症疾患
である A20 ハプロ不全症や PFAPA 症候群の臨床
は，ベーチェット病類似であり，ここからベー
チェット病の病態を紐解いていく試みが進んでい
る．

a）A20 ハプロ不全症

遺伝性自己炎症疾患である A20 ハプロ不全症
は，自然免疫系に関わる TNFAIP 3 遺伝子異常を
原因とし，生涯にわたり持続する炎症を特徴とす
る．TNFAIP 3 遺伝子がコードする蛋白質である
A20 は，NF-κB のシグナル伝達を抑制し制御す
る．A20 ハプロ不全症は蛋白質 A20 の機能異常に
より，炎症性サイトカインである TNF-α, IL-6,
IL-1β などが過剰産生され，反復性口腔内アフ
タ，発熱，関節痛，消化管潰瘍などのベーチェッ
ト病類似症状を若年で発症する．したがって，
A20 ハプロ不全症を研究することで，ベーチェッ
ト病の病態，特に自己炎症すなわち自然免疫の側
面が解明されると期待されている．

b）PFAPA 症候群

PFAPA とは，周期性発熱(periodic fever)，リンパ節炎(adenitis)，咽頭炎(pharyngitis)，アフタ性口内炎(aphthosis)を意味する．自己炎症症候群であること，アフタ性口内炎の臨床所見からベーチェット病との鑑別や関連が指摘されている．しかし，自己炎症性疾患でありながら，現在のところ原因となる遺伝子異常はみつかっておらず，今後の検証が期待されている．

3．好中球

活動期のベーチェット病では，急性炎症病変部への好中球主体の細胞浸潤が認められ，好中球の機能亢進が病態形成に関与しているものと考えられている．好中球細胞外トラップ(neutrophil extracellular traps：NETs)は，好中球が自らを犠牲にして自らのクロマチンと抗菌蛋白質(エラスターゼ，ミエロペルオキシダーゼら)を細胞外に放出し，ウイルスや病原体を物理的に捕獲し，抗菌性蛋白質により殺菌する機能である．投網のようにして異物を拿捕する．

2018 年，Safi ら[2]は，活動期のベーチェット病患者の血中好中球を培養し，NETs 形成の亢進を発見した．この NETs 形成はコルヒチン，プレドニゾロンなどで抑制されることも示し，ベーチェット病の病勢と関連していることを証明した．さらに，NETs を引き起こす好中球が，ベーチェット病血管炎病変および脂肪織炎病変の皮膚生検標本において，散見されることも示した．ベーチェット病も NETs も自己炎症すなわち自然免疫との関連が指摘されているので，興味深いデータである．

血管炎は，好中球が血管内皮細胞を中心として炎症を起こす疾患群である．すでに抗好中球細胞質抗体(ANCA)関連血管炎では，NETs と ANCA の悪循環が生じて発症することが指摘されている．血管炎の国際分類である Chapel Hill 分類 2012 において，多様な血管を侵す血管炎(variable vessel vasculitis)すなわち，血管サイズに関わらない多様な血管を侵す血管炎のグループ中に，ベーチェット病が新規に採用された．こうした経緯からも，ベーチェット病と好中球との関係性が注目されている．

4．好中球性皮膚症

好中球性皮膚症は，非感染性の状況下において，皮膚への好中球浸潤を特徴とする疾患群である．ベーチェット病が含まれるが，Sweet 病，壊疽性膿皮症，角層下膿疱症なども包括される疾患概念である．むしろ，ベーチェット病，Sweet 病，壊疽性膿皮症などの範疇に属さない症例の落としどころ，すなわち臨床的に使い勝手の良い疾患概念として位置付けされている．

包括概念であるため，臨床所見が多彩である．紅斑，丘疹，結節，局面，水疱，膿疱，血疱，びらん，潰瘍など．当然，病理所見も多彩である．好中球の浸潤パターンは，表皮内，真皮内，皮下脂肪織に限局してみられたり，表皮・真皮・皮下脂肪織にわたることもある．

好中球の異常活化，特に G-CSF，TNF-α，IL-8 などの好中球活性化因子の産生亢進が関与すると推測される．また，自然免疫の側面も指摘されている．すなわち，炎症やアポトーシスに関与するインフラマソーム(NLRP 3 など)がカスパーゼ 1 や IL-1β 過剰産生を促し，IL-17，TNF-α など炎症誘発性サイトカインおよびケモカインが放出，好中球の活性化，そして皮膚や諸臓器への好中球浸潤から組織障害が起こるとの病理生理学的モデルが提唱されている[3]．

臨　床

1．診断基準

厚生労働省特定疾患ベーチェット病調査研究班による診断基準から，診断されることが多い．再発性口腔内アフタ性潰瘍，皮膚症状(結節性紅斑，皮下の血栓性静脈炎，毛囊炎様皮疹または痤瘡様皮疹)，眼病変，外陰部潰瘍を主症状とする．さらに，特殊病型として，腸管の難治性潰瘍をみる腸管型ベーチェット病(回盲部に多い)，閉塞性血栓性静脈炎(皮下の血栓性静脈炎ではない)・動脈閉

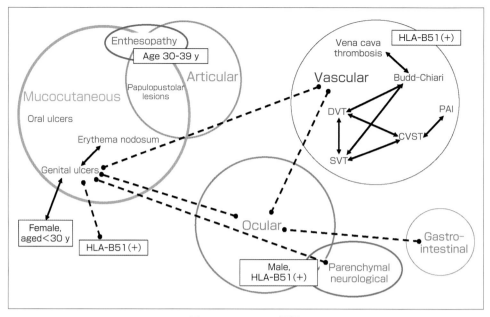

図 2. クラスター解析

（文献 6 より引用）

塞・動脈瘤をきたす血管型ベーチェット病，多彩な精神・神経症状を呈する神経型ベーチェット病がある．

　一方，世界的にはいくつものベーチェット病診断基準や分類基準が提唱されているが，代表的なものは 1992 年に報告された国際分類基準である[4]．年に 3 回以上繰り返す口腔内アフタを必須の症状とし，① 外陰部潰瘍，② 定型的な眼症状，③ 定型的な皮膚症状，④ 針反応，の 4 項目とし，うち 2 つがあればベーチェット病と規定している．これは国際間の研究成績を比較するときに使用される．日常臨床に使用することを念頭に置いた厚生労働省の診断基準とは目的が異なっており，どちらが優劣というわけではなく，目的に応じた使い分けが肝要である．

2．クラスター解析

　ベーチェット病の臨床所見が皮膚科，眼科，内科など多数の診療領域に関わることから，患者をいくつかの臨床亜群に分類する試みがなされている．すなわち，ベーチェット病患者を対象とした疾患レジストリの構築が進み，遺伝学的・臨床的な予後予測に有益となる亜型を同定することを目的とした研究である．経済学で使用されるクラスター解析が，レジストリの進歩で可能となった．

結果として，皮膚粘膜・関節・腸管・眼・神経を代表的に構成する 5 つの臨床的亜型の報告が，日本からなされた[5]．また，図 2 のように，同様な傾向のクラスター解析が，海外からも報告された[6]．以上から，皮膚科が中心となる皮膚粘膜型は，眼，神経，血管，腸管とは区別される臨床的亜型として定着しつつある．こうした亜型分類が確立すれば，将来的には亜型ごとに対応する個別化医療の確立につながるものと期待されている．

治　療

　病態の中心をなす好中球機能の活性化を抑制することが肝要である．そこで，まず好中球機能を抑制するコルヒチン内服（催奇性があるので若い男女への投与には注意）で対応する．症状に合わせ増減し，維持量を決める．コルヒチンの効果が乏しい，炎症症状の強い症例では，ステロイド薬内服は奏効する．以下，ステロイド全身投与，コルヒチン，アプレミラスト，非ステロイド性抗炎症薬，ジアフェニルスルホン（DDS），TNF-α 阻害薬，ワルファリンの主力全身投与薬に関して，ベーチェット病診療ガイドライン 2020 における口腔内アフタ性潰瘍の治療アルゴリズムの一部を提示する（図 3）．特に，コルヒチン，DDS は，好

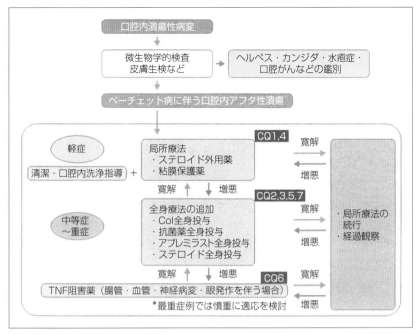

図 3. 口腔内アフタ性潰瘍の治療アルゴリズム

（文献 1 P.54 より引用）

中球の機能を抑制する作用がある．コルヒチンは，チロシンキナーゼなどの細胞内シグナル伝達経路の阻害を介して，好中球の遊走を抑制する．また，活性酸素の産生抑制とエラスターゼの放出阻害を介して，好中球の食作用を抑制する．DDSは，活性酸素の産生抑制とエラスターゼの放出阻害を介して，好中球の食作用を抑制する．

1．ステロイド全身投与はベーチェット病の口腔内アフタ性潰瘍に対して有効か？

口腔内アフタ性潰瘍に対してステロイドの全身投与を提案する，として採用された．ベーチェット病の口腔内アフタ性潰瘍に対する全身治療については1編のシステマティック・レビュー[7]があり，その中でステロイド全身投与の有用性に関する1編のランダム化直接比較試験[8]について考察されている．86例のベーチェット病患者をランダムに，メチルプレドニゾロン（40 mg/日）筋肉内投与群とプラセボ群に分け，口腔内潰瘍，外陰部潰瘍，結節性紅斑，毛嚢炎などについて有用性を検討したところ，口腔内潰瘍，外陰部潰瘍，毛嚢炎では2群間に有意な差は認められず，結節性紅斑のみにメチルプレドニゾロンの有用性が認められた．しかしながら，本試験ではコルヒチン，

NSAID といった薬剤の投与が試験期間中も中断されておらず，高い報告バイアスの危険性があり，本システマティック・レビューでは十分な根拠にはならないとされている．その他，ベーチェット病の粘膜病変に対してデキサメサゾンパルス療法の有効性を示した1編の症例集積研究[9]があり，エビデンスレベルD5である．以上より，口腔内アフタ性潰瘍に対してステロイドの全身投与を選択肢の1つとして考慮しても良い．

2．コルヒチンはベーチェット病の口腔内アフタ性潰瘍に対して有効か？

推奨文として，主要臓器病変を有さないベーチェット病の口腔内アフタ性潰瘍に対して，コルヒチン全身投与を行うように勧める，として採用された．ベーチェット病の口腔内アフタ性潰瘍に対するコルヒチン全身投与の有用性について2編のランダム化比較試験がある．Davatchiらは，169例の主要臓器病変を有さないベーチェット病患者を2群に分け，コルヒチンとプラセボによるクロスオーバー比較試験を行ったところ，コルヒチン投与期間ではプラセボ投与期間と比較して有意に口腔内アフタ性潰瘍の改善を認めた[10]．一方，Yurdakulら[11]は84例のベーチェット病患者をラ

ンダムにコルヒチン（1〜2 mg/日）全身投与群とプラセボ群とに分けて比較試験を行ったところ，陰部潰瘍，結節性紅斑，関節炎については有用性が示されたが，口腔内アフタ性潰瘍に対しては有用性が認められなかったと報告している．ただし，本研究では口腔内アフタ性潰瘍に対する局所療法，アセトアミノフェン，NSAID の内服については制限されておらず，高いバイアスがかかっているため，根拠としては不十分であると考える．また本邦では Miyachi らは，コルヒチンを投与された口腔内アフタ性潰瘍を有するベーチェット病5例をまとめ[12]，コルヒチン（1 mg/日）の投与により全例で口腔内アフタ性潰瘍の改善が認められたと報告している．以上より，ベーチェット病の口腔内アフタ性潰瘍に対するコルヒチン全身投与は主要臓器病変を有さない例についてはエビデンスレベル2であり，行うように勧める．

3．アプレミラストはベーチェット病の口腔内アフタ性潰瘍に対して有効か？

ホスホジエステラーゼ4（PDE 4）阻害薬アプレミラストは，ベーチェット病の口腔内アフタ性潰瘍に対して有効性が期待されるため，投与することを推奨する，として採用された．国際共同第Ⅲ相臨床試験・多施設共同・二重盲検ランダム化比較試験（RELIEF 試験）において，主要臓器病変がなく，活動性の口腔内アフタ性潰瘍を有するベーチェット病207例（うち日本人は39例）を対象に，アプレミラスト群（オテズラ 30 mg 1日2回投与）またはプラセボ群にランダムに割付けがなされた[13]．主要評価項目である投与12週までの口腔内潰瘍数と12週における口腔内潰瘍疼痛 VAS スコアは，アプレミラスト群がプラセボ群と比較して有意な改善を示した．副作用として下痢，悪心，頭痛などを認めるため，アプレミラスト投与開始時はスターターパックを用いて漸増投与を行う必要があるが，重篤な合併症は報告されていない．PDE 4 阻害薬オテズラ® は，ベーチェット病による口腔潰瘍に対して適応拡大となった．

4．非ステロイド性抗炎症薬（NSAIDs）はベーチェット病の結節性紅斑様皮疹に対して有効か？

ベーチェット病の結節性紅斑様皮疹に対して非ステロイド性抗炎症薬（NSAIDs）を提案する，として採用された．ベーチェット病に対するオキサプロジン 400 mg/日の内服が結節性紅斑様皮疹に効果があったという報告がある[14]．ベーチェット病の診断基準を満たす30例にインドメタシン100 mg/day を投与した試験で，内服開始時に存在していた結節性紅斑様皮疹4例中2例が complete resposnse，1例で incomplete resposnse で，効果がみられたという報告がある[15]．ただし，結節性紅斑様皮疹の既往がある2症例でインドメタシン内服中に結節性紅斑様皮疹が出現した．また，ベーチェット病の治療についての総説で軽症〜中等症までの結節性紅斑様皮疹に NSAIDs の効果があるかもしれないと述べられている[16]．このように，少数症例の報告やエキスパートオピニオンであり，エビデンスレベルとしては高くないが，副作用も比較的少ない薬剤であること，他に選択肢が少ないことを勘案し，ベーチェット病の結節性紅斑様皮疹に対して非ステロイド性抗炎症薬を考慮しても良い．ただし，消化管病変がある際には注意する．

5．ジアフェニルスルホン（DDS）はベーチェット病の結節性紅斑様皮疹に対して有効か？

ベーチェット病の結節性紅斑様皮疹に対してDDS を提案する，として採用された．ベーチェット病の患者20人に DDS またはプラセボを投与した二重盲検プラセボ比較試験がある[17]．DDS は100 mg/day で投与され，DDS 投与群では結節性紅斑様皮疹は投与前と比較して有意に減少したが，プラセボでは変化がなかった．臨床試験の数は少なく，保険適用はないが，DDS は皮膚科領域で使用されることが多く，使用経験が豊富であることも考慮して，ベーチェット病の結節性紅斑様皮疹に対して DDS を選択肢の1つとして考慮しても良い．

6．TNF-α阻害薬はベーチェット病の結節性紅斑様皮疹に対して有効か？

ベーチェット病の重症の結節性紅斑様皮疹に対してTNF-α阻害薬を提案する，として採用された．エタネルセプトとプラセボを比較した二重盲検比較試験では結節病変(結節性紅斑または表在性血栓性静脈炎と定義されている)がプラセボと比較して有意に減少した[18]．また，インフリキシマブで結節性紅斑様皮疹が速やかに消退したという症例報告もある[19]．これらのことより，TNF-α阻害薬はベーチェット病の結節性紅斑様皮疹に効果が高いと考えられる．ただし，TNF-α阻害薬は効果も高いが，感染症などの副作用やコストの面から，重症例や従来の免疫抑制療法で難治な症例に限定して使用することが勧められている[20]．よって，重症の結節性紅斑様皮疹や他臓器病変を伴う場合には，TNF-α阻害薬を考慮しても良い．

7．ワルファリンはベーチェット病の皮下の血栓性静脈炎に対して有効か？

ベーチェット病の皮下の血栓性静脈炎の治療に，ワルファリンは有効性が期待できるため，ステロイドや免疫抑制薬の併用薬の1つとして提案する，として採用された．皮下の血栓性静脈炎とワルファリンの直接的な有用性を示した報告はない．ベーチェット病の血栓形成に関して，ワルファリンをステロイドや免疫抑制薬と併用することは，日常診療で施行される[21]．ベーチェット病の皮下の血栓性静脈炎の病因に関して，抗リン脂質抗体が関与する報告がある[22]．ワルファリンはステロイドや免疫抑制薬の併用薬の1つとして，有効性が期待できるため，適応を慎重に考慮しつつ選択肢の1つとすることを提案する．

8．皮膚科関連症状以外に対する治療

重篤な視力障害を残し得る眼症状に対しては積極的な薬物療法を行う．免疫抑制薬であるシクロスポリンは眼症状の進展防止に効果をあげている．保険上，難治性網膜ぶどう膜炎に対し，TNF-α阻害薬であるインフリキシマブ(レミケード®)の使用が認められた．投与量はクローン病に準じ，0，2，6週に5 mg/kgを投与，以後8週間隔とする．

腸管型ベーチェット病は，経口ステロイド薬(0.5～1.0 mg/kg)，スルファサラジン，メサラジン，免疫抑制薬を使用する．ステロイド薬は状態をみながら，漸減し，できれば中止とし，長期投与は避ける．しかし，実際には難治性でステロイドの離脱に苦慮することも少なくない．そこで，TNF-α阻害薬が有効である．消化管出血，穿孔は手術を要するが，再発率も高く，術後の免疫抑制療法も重要である．

血管型ベーチェット病は，経口ステロイド薬(0.5～1.0 mg/kg)と免疫抑制薬の併用を行う．深部静脈血栓症には抗凝固療法を併用する．動脈瘤破裂による出血は緊急手術の適応であるが，血管の手術後に縫合部の仮性動脈瘤の形成などの病変再発率が高く，可能な限り保存的に対処すべきとの意見もある．手術した場合には，術後再発の防止のための免疫抑制療法を十分に行う必要がある．

神経型ベーチェット病は，中枢神経病変(脳幹脳炎，髄膜炎など)の急性期炎症にはステロイドパルス療法を含む大量の副腎皮質ステロイド薬が使用され，免疫抑制薬の併用が試みられる．一方，精神症状，人格変化などを主体とした慢性進行型に有効な治療手段は乏しい．

文　献

1) 水木信久，竹内正樹：ベーチェット病診療ガイドライン2020．（日本ベーチェット病学会），診断と治療社，2020．

2) Safi R, Kallas R, Bardawil T, et al：Neutrophils contribute to vasculitis by increased release of neutrophil extracellular traps in Behçet's disease. *J Dermatol Sci,* **92**：143-150, 2018.

3) Marzano AV, Borghi A, Wallach D, et al：A comprehensive review of neutrophilic diseases. *Clin Rev Allergy Immunol,* **54**：114-130, 2018.

4) The International Study Group for Behçet's disease Evaluation of diagnostic ('classification') cri-

teria in Behçet's disease- towards internationally agreed criteria. *Br J Rheumatol*, **31** : 299-308, 1992.

5) Soejima Y, Kirino Y, Takeno M, et al : Changes in the proportion of clinical clusters contribute to the phenotypic evolution of Behçet's disease in Japan. *Arthritis Res Ther*, **23** : 49, 2021.

6) Bettiol A, Prisco D, Emmi G : Behçet : the syndrome. *Rheumatol*, **59** : iii101-iii107, 2020.

7) Taylor J, Glenny AM, Walsh T, et al : Interventions for the management of oral ulcers in Behçet's disease. *Cochrane Database Syst Rev*, **25** : CD011018, 2014.

8) Mat C, Yurdakul S, Uysal S, et al : A double-blind trial of depot corticosteroids in Behçet's syndrome. *Rheumatology* (*Oxford*), **45** : 348-352, 2006.

9) Verma KK, Tejasvi T, Verma K, et al : Severe mucocutaneous Behçet's disease treated with dexamethasone pulse. *J Assoc Physicians India*, **53** : 998-999, 2005.

10) Davatchi F, Sadeghi Abdollahi B, Tehrani Banihashemi A, et al : Colchicine versus placebo in Behçet's disease : randomized, double-blind, controlled crossover trial. *Mod Rheumatol*, **19** : 542-549, 2009.

11) Yurdakul S, Mat C, Tuzun Y, et al : A Double-blind trial of colchicine in Bechet's syndrome. *Arthritis Rheum*, **44** : 2686-2692, 2001.

12) Miyachi Y, Taniguchi S, Ozaki M, et al : Colchicine in the treatment of the cutaneous manifestations of Behçet's disease. *Br J Dermatol*, **104** : 67-69, 1981.

13) Hatemi G, Mahr A, Ishigatsubo Y, et al : Trial of apremilast for oral ulcers in Behçet's syndrome. *N Eng J Med*, **381** : 1918-1928, 2019.

14) Takeuchi A, Mori M, Hashimoto A, et al : Efficacy of oxaprozin in the treatment of articular symptoms of Behçet's disease. *Clin Rheumatol*, **3** : 397-399, 1984.

15) Simsek H, Dundar S, Telatar H : Treatment of Behçet disease with indomethacin. *Int J Dermatol*, **30** : 54-57, 1991.

16) Davatchi F, Shahram F, Chams-Davatchi C, et al : How to deal with Behçet's disease in daily practice. *Int J Rheum Dis*, **13** : 105-116, 2010.

17) Sharquie KE, Najim RA, Abu-Raghif AR : Dapsone in Behçet's disease : a double-blind, placebo-controlled, cross-over study. *J Dermatol*, **29** : 267-279, 2002.

18) Melikoglu M, Fresko I, Mat C, et al : Short-term trial of etanercept in Behçet's disease : a double blind, placebo controlled study. *J Rheumatol*, **32** : 98-105, 2005.

19) Estrach C, Mpofu S, Moots RJ : Behçet's syndrome : response to infliximab after failure of etanercept. *Rheumatology* (*Oxford*), **41** : 1213-1214, 2002.

20) Sfikakis PP, Markomichelakis N, Alpsoy E, et al : Anti-TNF therapy in the management of Behçet's disease-review and basis for recommendations. *Rheumatology* (*Oxford*), **46** : 736-741, 2007.

21) Dogan SM, Birdane A, Korkmaz C, et al : Right ventricular thrombus with Behçet's syndrome : successful treatment with warfarin and immunosuppressive agents. *Tex Heart Inst J*, **34** : 360-362, 2007.

22) Kawakami T, Yamazaki M, Mizoguchi M, et al : Antiphosphatidylserine-prothrombin complex antibodies in 3 patients with Behçet disease involving superficial vein thrombophlebitis. *Arch Dermatol*, **145** : 171-175, 2009.

MB Derma, 324 : 61-71, 2022.

◆特集／好中球が関わる皮膚疾患 update
自己炎症性症候群としての好中球性皮膚疾患

金澤伸雄*

Key words：自己炎症性症候群(autoinflammatory syndrome)，化膿性無菌性関節炎・壊疽性膿皮症・アクネ症候群(pyogenic arthritis, pyoderma gangrenosum, and acne syndrome)，壊疽性膿皮症・アクネ・化膿性汗腺炎症候群(pyoderma gangrenosum, acne and suppurative hidradenitis syndrome)，A20 ハプロ不全症(haploinsufficiency of A20)，中條・西村症候群(Nakajo-Nishimura syndrome)，プロテアソーム関連自己炎症性症候群(proteasome-associated autonflammatory syndrome)

Abstract　自己炎症性疾患/症候群は，自然免疫や炎症の先天性制御異常(inborn error of innate immunity)を原因とする疾患・症候群である．遺伝性自己炎症性症候群は病態からインフラマソーム異常症と I 型インターフェロン異常症に大別され，前者が紅斑症，蕁麻疹，好中球性皮膚症など様々な皮膚症状を呈するのに対し，後者はともに凍瘡・血管炎を呈する．自己炎症性症候群を，後天性であっても特発性(原因不明)の炎症性疾患を広く含むと考えれば，自然免疫や初期の炎症を担う重要な細胞である好中球が主体となる好中球性皮膚疾患はすべて自己炎症性症候群に含まれるといっても過言ではない．このうち，いわゆる好中球性皮膚症を呈する遺伝性自己炎症性症候群である化膿性無菌性関節炎・壊疽性膿皮症・アクネ(PAPA)症候群，A20 ハプロ不全症と中條・西村症候群は，指定難病として知っておくべき疾患であるとともに，異なる病態による疾患モデルとして重要である．

はじめに

「自己炎症性疾患/症候群」は，獲得免疫の制御異常による「自己免疫疾患」に対し，自然免疫や炎症の先天性制御異常(inborn error of innate immunity)を原因とする疾患・症候群として命名されたものである．「自己免疫(autoimmunity)」の "auto" が "self" を意味するのに対し，「自己炎症(autoinflammation)」の "auto" はむしろ "automatic(自動)" や "autonomous(自律)" の意味と捉えれば理解しやすいが，そうすると，先天性，遺伝性のものだけではなく，後天性であっても特発性(原因不明)の炎症性疾患を広く含むと考えられる．好中球は自然免疫を担う重要な細胞であることから，好中球性皮膚疾患はすべて自己炎症性症

候群に含まれるといっても過言ではない．

本稿では，このうちいわゆる好中球性皮膚症を呈する遺伝性自己炎症性症候群であり，指定難病として知っておくべき化膿性無菌性関節炎・壊疽性膿皮症・アクネ(pyogenic arthritis, pyoderma gangrenosum, and acne：PAPA)症候群，A20 ハプロ不全症と中條・西村症候群(Nakajo-Nishimura syndrome：NNS)を中心に，その関連疾患も交えて紹介する．

自己炎症性症候群

自己炎症性疾患/症候群(autoinflammatory disorder/syndrome)は，1999 年に Kastner と O'shea によって，周期性発熱を特徴とする遺伝性疾患群のうち，家族性ヒベルニア熱(ヒベルニアはアイルランドの古名)と呼ばれた顕性遺伝性疾患の原因遺伝子が炎症性サイトカインの代表である腫瘍壊死因子(tumor necrosis factor：TNF)の受容体

* Nobuo KANAZAWA, 〒663-8501 兵庫県西宮市武庫川町 1-1　兵庫医科大学皮膚科学，主任教授

表 1. 主な遺伝性自己炎症性症候群の病態別分類（＊：指定難病）

- **インフラマソーム異常活性化**
  1. クリオピリン関連周期熱症候群＊(CAPS)　*NLRP3*
       家族性寒冷自己炎症性症候群(FCAS)
       マックル・ウェルズ症候群(MWS)
       慢性乳児神経皮膚関節(CINCA)症候群
  2. 家族性地中海熱＊(FMF)　*MEFV*
  3. 高 IgD 症候群＊(HIDS)　*MVK*
  4. 化膿性無菌性関節炎・壊疽性膿皮症・アクネ(PAPA)症候群＊　*PSTPIP1*
  5. NLRC4 異常症(FCAS4)＊　*NLRC4*
- **NF-κB 異常活性化**
  6. ブラウ症候群＊　*NOD2(NLRC2)*
  7. A20 ハプロ不全症＊(HA20)　*TNFAIP3*
- **IL-1 ファミリー制御不全**
  8. IL-1 受容体アンタゴニスト欠損症(DIRA)　*IL1RN*
  9. IL-36 受容体アンタゴニスト欠損症(DITRA)　*IL36RN*
- **蛋白質分解不全・異常蛋白質蓄積**
  10. TNF 受容体関連周期性症候群＊(TRAPS)　*TNFRSF1*
  11. プロテアソーム関連自己炎症性症候群(PRAAS)　*PSMB8* など
       中條・西村症候群＊, CANDLE 症候群, JMP 症候群
- **核酸代謝不全・核酸認識シグナル異常活性化(Ⅰ型インターフェロン異常活性化)**
  12. エカルディ・グティエール症候群＊(AGS)　*TREX1, RNASEH2A, B, C, SAMHD1, ADAR, IFIH1*
  13. アデノシンデアミナーゼ 2 欠損症＊(DADA2)　*ADA2*
  14. 乳児発症 STING 関連血管炎(SAVI)　*TMEM173*

であることが判明したことを受け, 獲得免疫の制御異常による「自己免疫疾患」に対し, 自然免疫や炎症の先天性制御異常を原因とする疾患・症候群として命名されたものである[1]. 感染症, アレルギー, 自己免疫疾患に似るが, 無菌性で原因となるような抗原がなく, 各種自己抗体も陰性と定義され, 病理組織学的にはリンパ球よりも好中球・マクロファージなどの活性化を特徴とする. 狭義には炎症シグナルや自然免疫系の遺伝子異常による稀少疾患を指すが, 広義には好中球性皮膚疾患を含む特発性(原因不明)のほとんどすべての慢性炎症性疾患を含むといっても過言ではない.

　主な遺伝性自己炎症性症候群について, その病態と皮膚症状から分類したリストをそれぞれ表1と表2に示す. 病態としては, 細胞内のパターン認識受容体である NOD 様受容体(NOD-like receptor：NLR)を中心としたシグナルの異常によるインフラマソーム異常症, 核酸認識受容体である RIG-I 様受容体(RIG-I-like receptor：RLR)を中心としたシグナルの異常によるⅠ型インターフェロン(interferon：IFN)異常症を両極に, その他のシグナル異常症や制御異常症に大別される

(表1). 一方, 臨床症状によって並び替えたものを表2に示す. インフラマソーム異常症が紅斑症, 蕁麻疹, 好中球性皮膚症など様々な皮膚症状を呈するのに対し, Ⅰ型 IFN 異常症は共通に凍瘡・血管炎を呈するが, 家族性地中海熱(familial Mediterranean fever：FMF)でみられる紅斑は丹毒様として知られ, クリオピリン関連周期熱症候群(cryopyrin-associated periodic syndrome：CAPS)でみられる蕁麻疹様皮疹はいわゆる好中球性蕁麻疹であるなど, 膿疱症と好中球性皮膚症としてまとめた以外の疾患も, その多くに好中球が関わっている.

　一方, 様々な好中球性疾患について, 好中球が浸潤する皮膚の深さで分類した Marzano らの総説[2]によると, 皮下への浸潤を主とする壊疽性膿皮症や化膿性汗腺炎, 真皮への浸潤を主とするスイート病, 表皮内への浸潤を主とする膿疱性乾癬などに対し, PAPA 症候群や壊疽性膿皮症・アクネ・化膿性汗腺炎(pyoderma gangrenosum, acne and suppurative hidradenitis：PASH)症候群は皮下, 真皮, 表皮内への浸潤がオーバーラップした「症候群」と分類されている.

表 2. 主な遺伝性自己炎症性症候群の皮膚症状別分類（* : 指定難病）

- **紅斑症**
  - 2. 家族性地中海熱*（FMF） *MEFV*
  - 3. 高 IgD 症候群*（HIDS） *MVK*
  - 10. TNF 受容体関連周期性症候群*（TRAPS） *TNFRSF1*
- **蕁麻疹**
  - 1. クリオピリン関連周期熱症候群*（CAPS） *NLRP3*
    - 家族性寒冷自己炎症性症候群（FCAS）
    - マックル・ウェルズ症候群（MWS）
    - 慢性乳児神経皮膚関節（CINCA）症候群
  - 5. NLRC4 異常症（FCAS4）* *NLRC4*
- **肉芽腫症**
  - 6. ブラウ症候群* *NOD2*（NLRC2）
- **膿疱症**
  - 8. IL-1 受容体アンタゴニスト欠損症（DIRA） *IL1RN*
  - 9. IL-36 受容体アンタゴニスト欠損症（DITRA） *IL36RN*
- **好中球性皮膚症**
  - 4. 化膿性無菌性関節炎・壊疽性膿皮症・アクネ（PAPA）症候群* *PSTPIP1*
  - 7. A20 ハプロ不全症*（HA20） *TNFAIP3*
  - 11. プロテアソーム関連自己炎症性症候群（PRAAS） *PSMB8* など
    - 中條・西村症候群*, CANDLE 症候群, JMP 症候群
- **凍瘡・血管炎**
  - 12. エカルディ・グティエール症候群*（AGS） *TREX1, RNASEH2A, B, C, SAMHD1, ADAR, IFIH1*
  - 13. アデノシンデアミナーゼ 2 欠損症*（DADA2） *ADA2*
  - 14. 乳児発症 STING 関連血管炎（SAVI） *TMEM173*

PAPA 症候群

1997 年に Lindor らによって提唱された常染色体顕性遺伝性あるいは孤発性の疾患であり, 幼小児期に化膿性無菌性関節炎を発症し, 思春期以降に壊疽性膿皮症と嚢腫性痤瘡を伴うようになる[3]. インフラマソーム異常症に分類されるが, 通常発熱は伴わない. 2002 年に *proline/serine/threonine phosphatase-interacting protein 1*（*PSTPIP1*）遺伝子のヘテロ接合性変異が本疾患の原因であることが報告された[4]. PSTPIP1 は中央の coiled-coil ドメインを介してチロシン脱リン酸化酵素である proline, glutamic acid, serine and threonine-type protein tyrosine phosphatase（PTP-PEST）と FMF の原因分子であるピリンの双方と会合し, お互いに拮抗するが, 変異によって PTP-PEST との親和性が下がりピリンとの親和性が上がることで, インフラマソームが異常活性化し IL-1β の産生が上昇する[5]. FMF が潜性遺伝性疾患であることもあり, ピリンは当初 NLRP3 インフラマソームの抑制因子と考えられたが, 独

自にインフラマソームを形成し IL-1β 産生に関わることが明らかとなり, 変異 PSTPIP1 はピリンインフラマソームを直接活性化すると考えられる[6].

一方, 2002 年にアラーミン分子である myeloid-related protein（MRP）8（S100A8）/MRP 14（S100A9）蛋白の血中高値を示し, PAPA 症候群と同様の関節炎や好中球性皮膚症とともに, 貧血や肝脾腫, リンパ腺腫, 成長不全などの重篤な病態を呈する高亜鉛/高カルプロテクチン血症（hyperzincemia and hypercalprotectinemia : Hz/Hc）症候群が報告されていたが[7], 2015 年に *PSTPIP1* 遺伝子の特定の変異（E250K, E257K）が原因であることが判明し, PAPA 症候群の重症型であることが明らかとなり, PSTPIP1-associated myeloid-related-proteinemia inflammatory : PAMI）症候群とも呼ばれる[8].

難病認定のための診断方法を表 3 に示す. 臨床的に疑われても疾患関連変異が見い出されることは非常に稀で, 本邦での患者数は 5 名程度とされる. 副腎皮質ステロイド剤や免疫抑制剤, 抗 IL-1 製剤や抗 TNF 製剤の有効例が報告されており,

表 3. 化膿性無菌性関節炎・壊疽性膿皮症・アクネ症候群の診断方法

<診断基準>
下記①, ②の症状は PAPA 症候群に特徴的である.
　①幼児期に発症する反復性の化膿性無菌性関節炎*
　②思春期前後より認められる壊疽性膿皮症や重症嚢腫性痤瘡**

　*関節炎は外傷により惹起されることがある.
　**初期には, ワクチン接種などの際に注射部位に膿疱ができる過敏反応 (pathergy) も参考になる.

<診断のカテゴリー>
　上記①または②を認めた場合, *PSTPIP1* 遺伝子解析を施行し, 疾患関連変異を有する症例を
化膿性無菌性関節炎・壊疽性膿皮症・アクネ症候群と診断する.

<重症度分類>
下記の (1), (2), (3) のいずれかを満たした場合を対象とする.
(1) 活動性関節炎発症例
　関節炎による疼痛の持続, または関節破壊・拘縮の進行がみられる. なお, 関節炎の診断は
単純 X 線検査, 関節エコーまたは MRI 検査により確認する.
(2) 壊疽性膿皮症様病変・嚢腫性痤瘡発症例
(3) 合併症併発例
　当該疾患が原因となり, 血液疾患 (脾腫, 溶血性貧血, 血小板減少), 炎症性疾患 (炎症性腸
疾患, ブドウ膜炎), 糸球体腎炎, 糖尿病を合併した例

難治な症例が多いものの生命予後は比較的良好である.

PAPA 関連疾患

2012 年に Braun-Falco らにより, PAPA 症候群と似て壊疽性膿皮症と嚢腫性痤瘡を生じるも関節炎がなく, *PSTPIP1* 遺伝子変異も認めないが化膿性汗腺炎を伴うという症例が, PASH 症候群として報告された[9]. さらに, PASH に無菌性関節炎を伴う PAPASH 症候群[10]と乾癬性関節炎を伴う PsAPASH 症候群[11]が報告され, 前者においては *PSTPIP1* 遺伝子の新規 E277D 変異が見い出されたが, その病的意義は明らかではない. 筆者らも, PASH 症候群の家族発症例において, 嚢腫性痤瘡などの症状がある患者全員に新規 Y345C 変異を見い出し病的変異と考え報告したが, 証明には至っていない (図 1)[12]. 一方, PASH 症候群の中には, 家族性化膿性汗腺炎の原因遺伝子である γ-セクレターゼ複合体を構成する nicastrin をコードする *NCSTN* 遺伝子に病的変異が見い出された症例も報告されている[13]. このように, 炎症を制御する *PSTPIP1* の変異でも, 毛包の角化を制御する *NCSTN* の変異でも同じ表現型を示すことから, 炎症と角化のどちらが先にやられても,

その相互作用によって PASH 症候群のような好中球性皮膚症をきたし得るといえる[14].

さらに, 壊疽性膿皮症, 集簇性痤瘡と体軸性脊椎炎を伴う PASS 症候群, 潰瘍性大腸炎を伴う PAC 症候群, 本邦から分類不能型炎症性腸疾患を伴う PAB 症候群が報告され, Hz/Hc 症候群や PASH 症候群を合わせ, PAPA 関連疾患あるいは PSTPIP1 関連炎症性疾患 (PSTPIP 1-associated inflammatory diseases : PAID) と総称されている[15].

Pyrin-associated autoinflammation with neutrophilic dermatosis

ピリンをコードする *MEFV* 遺伝子の特定のヘテロ接合性変異 (S242R, E244K) によって, PASH 症候群と同じく壊疽性膿皮症, 嚢腫性痤瘡と化膿性汗腺炎を呈する症例が報告され, pyrin-associated autoinflammation with neutrophilic dermatosis (PAAND) と命名された[16][17]. PAAND においては, FMF と異なり, ピリンを制御する 14-3-3 蛋白の結合部位とその近傍に生じた変異によって, ピリンと 14-3-3 蛋白の結合が低下しピリンインフラマソームが恒常的に活性化することが示されている.

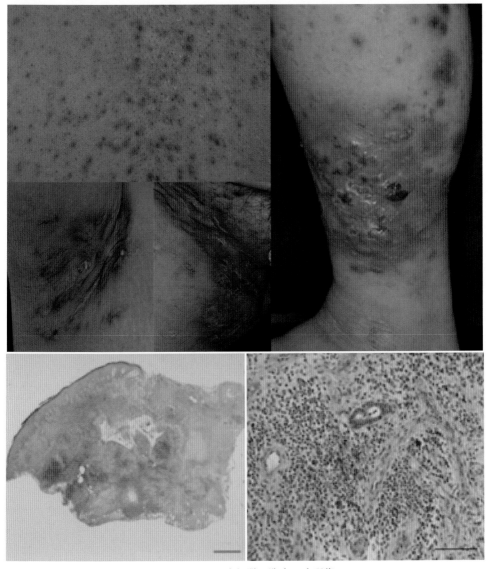

図 1. PASH 症候群の臨床・病理像

（文献 12 より引用改変）

A20 ハプロ不全症

ベーチェット病様の臨床症状を呈する家族例の
エキソーム解析により, *TNF-α-induced protein*
(*TNFAIP*)*3* 遺伝子のヘテロ接合性変異が同定さ
れたことから, 2016 年に報告された常染色体顕性
遺伝性疾患である[18]. *TNFAIP3* 遺伝子がコード
する A20 は E 3 ユビキチンリガーゼ活性と脱ユビ
キチン化酵素活性を併せ持ち, TNFα シグナルを
抑制性に制御するが, 変異によるハプロ不全性機
能低下のため転写因子の NF-κB の活性が上昇し,

TNF-α, IL-6, IL-1β などの炎症性サイトカイン
が過剰産生されることが病態の中心となることか
ら, A20 ハプロ不全症（haploinsufficiency of A20：
HA20）と呼ばれる. 本邦の 9 家系 30 症例のまと
めの報告もあり[19], 2018 年に指定難病 325 番の遺
伝性自己炎症疾患の一つに加えられた.

新生児期から 20 歳ころまでの若年に, 周期性あ
るいは遷延性の発熱, 反復性口腔内アフタ, 皮疹,
関節痛に加え, 外陰部潰瘍, 消化管潰瘍, ブドウ膜
炎などのベーチェット病様症状を発症する
（図 2）. また, 橋本病や全身性エリテマトーデス,

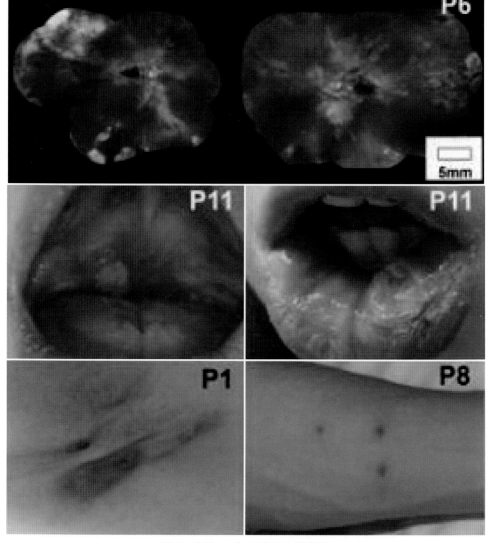

図 2. A20 ハプロ不全症の臨床像

（文献 18 より引用）

自己免疫性肝炎などの自己免疫疾患の併発もみられる．早期発症のベーチェット病様症状については，同じような症状を示す原発性免疫不全症の責任遺伝子の多くが NF-κB の活性化に関わるのに対し[20]，難治例では NF-κB 活性化に依存しない Ⅰ 型 IFN 異常症を呈することが示されており[21]，自己免疫症状に関与する可能性も考えられる．

重症度は症例によって異なるが，生涯にわたって炎症が持続し，臓器障害が進行するとともに，視力障害の進行などにより生活の質が低下する．難病認定のための診断方法を表 4 に示す．重症度分類には ADL の共通指標である Barthel Index が用いられている（85 点以上で自立）．ステロイド全身投与，コルヒチン，抗 TNF 製剤，抗 IL-1 製剤の使用が報告されているが，有効性は確立していない．消化管出血による致死例も報告され，治療抵抗性の腸管炎症に対して腸管切除，難治性炎症による多臓器障害に対して骨髄移植も行われている．

中條・西村症候群

非常に稀ながら，本邦では古くから知られた，慢性反復性の炎症と進行性のやせ・消耗を特徴とする常染色体劣性遺伝性疾患である．幼小児期に

表 4. A20 ハプロ不全症の診断方法

<診断基準>
A．症状
① 反復性発熱
② 反復性口腔内アフタ
③ 下痢，血便等の消化管症状
④ 外陰部潰瘍
⑤ 関節炎
⑥ 皮疹(毛嚢炎様皮疹，痤瘡様皮疹，結節性紅斑様皮疹など)
⑦ 眼症状(虹彩毛様体炎，網膜ぶどう膜炎など)
⑧ 自己免疫疾患症状(自己免疫性甲状腺炎，自己免疫性肝炎など)
B．検査所見
① 炎症所見陽性
② 便潜血陽性
③ 針反応試験陽性
C．遺伝学的検査
TNFAIP3 遺伝子に疾患関連変異を認める.
<診断のカテゴリー>
Definite：A の 2 項目＋B の 1 項目＋C を満たすもの
Probable：A の 1 項目＋C を満たすもの
<重症度分類>
機能的評価：Barthel Index(表 5)85 点以下を対象とする.

<参考所見>
鑑別診断
他の自己炎症性疾患(家族性地中海熱，クリオピリン関連周期熱症候群，TNF 受容体関連周期性症候群，中條・西村症候群，PAPA 症候群，ブラウ症候群/若年発症サルコイドーシス，高 IgD 症候群/メバロン酸キナーゼ欠損症，PFAPA 症候群)，若年性特発性関節炎，慢性感染症，炎症性腸疾患，悪性新生物，リウマチ・膠原病疾患，ベーチェット病

Definite，Probable を対象とする.

凍瘡様皮疹にて発症し，結節性紅斑様皮疹や発熱を繰り返しながら，次第に長く節くれ立った指，顔面と上肢を主体とする部分的脂肪筋肉萎縮が進行する[22]．1939 年の中條，1950 年の西村らの報告以来「凍瘡を合併する骨骨膜症」などの病名で報告され本邦特有とされてきたが，2011 年に本邦の 6 症例についてホモ接合部マッピングを行い，6 症例に共通かつ特異的に proteasome subunit β-type 8(PSMB8)遺伝子のホモ接合性変異が同定され，新たな遺伝性自己炎症性疾患として疾患概念が確立したことを受け[23]，中條・西村症候群(Nakajo-Nishimura syndrome)として，2014 年に小児慢性特定疾病，2015 年に指定難病に登録された．難病指定のための診断方法を表 5 に示す.

海外からも，2010 年に本疾患と臨床的に酷似する症例が joint contractures, muscular atrophy, microcytic anemia and panniculitis-induced lipodystrophy(JMP)症候群[24]と chronic atypical neutrophilic dermatosis with lipodystrophy and elevated temperature(CANDLE)症候群[25]という病名で報告され(図 3)，いずれも PSMB8 遺伝子に変異のあることが報告されたことから，これを原因とする同一疾患としてプロテアソーム関連自己炎症性症候群(proteasome-associated autoinflammatory syndrome：PRAAS)との疾患名が提唱された[26]．中條・西村症候群でみられる凍瘡様皮疹や結節性紅斑様皮疹は，CANDLE 症候群でいう非典型的な好中球性皮膚症，JMP 症候群でいう脂肪萎縮をきたす脂肪織炎と同様，表皮直下から皮下に至るまで未分化なミエロイド系細胞を中心とした強い細胞浸潤を伴い，組織球様スイート症候群と同様となる.

プロテアソームは 7 つの α サブユニットと 7 つの β サブユニットがそれぞれリングを形成して上下に組み合わさったハーフプロテアソームを基本とし，これが 2 個上下に組み合わさって 20 S コア粒子，さらに 19 個のサブユニットからなる 19 S 制御粒子が上下に組み合わさることによって完全な 26 S プロテアソームが形成される．不良・不要な蛋白質は E 1，E 2，E 3 ユビキチンリガーゼを介してポリユビキチンでラベルされ，19 S によって認識されて樽型の 20 S に送り込まれ，β 1(カスパーゼ活性)，β 2(トリプシン活性)，β 5(キモトリプシン活性)によってペプチド断片に分解される．全ての細胞に発現する標準プロテアソームに対し，20 S のうち β 1・β 2・β 5 サブユニットが，

表 5. 中條・西村症候群の診断方法

＜診断基準＞

1. 臨床症状

　1. 常染色体劣性遺伝(血族婚や家族内発症)
　2. 手足の凍瘡様紫紅色斑(乳幼児期から冬季に出現)
　3. 繰り返す弛張熱(周期熱)(必発ではない)
　4. 強い浸潤・硬結を伴う紅斑が出没(環状のこともある)
　5. 進行性の限局性脂肪筋肉萎縮・やせ(顔面・上肢に著明)
　6. 手足の長く節くれ立った指, 関節拘縮
　7. 肝脾腫
　8. 大脳基底核石灰化

2. *PSMB8* 遺伝子解析

＜診断のフローチャート＞

1) 臨床症状の5項目以上陽性で他の疾患を除外できる場合に中條・西村症候群と臨床診断し, またこの基準を満たさない場合は臨床的疑いとし, *PSMB8* 遺伝子解析を行う.
2) Definite：*PSMB8* 遺伝子の双遺伝子座に疾患関連変異があれば, 上記5項目以上陽性でなくても診断確定.
3) Probable：*PSMB8* 遺伝子の双遺伝子座に疾患関連変異がない場合でも, 上記5項目以上を認めれば臨床的診断とする.

＜重症度分類＞

中等症(38°以上の発作が年4回以上, 皮疹が露出部に出没, 身の回り以外の日常生活動作の制限, 内臓病変の自他覚症状あり(要治療・可逆性), のうち一つでもある)以上を対象

Definite, Probable を対象とする.

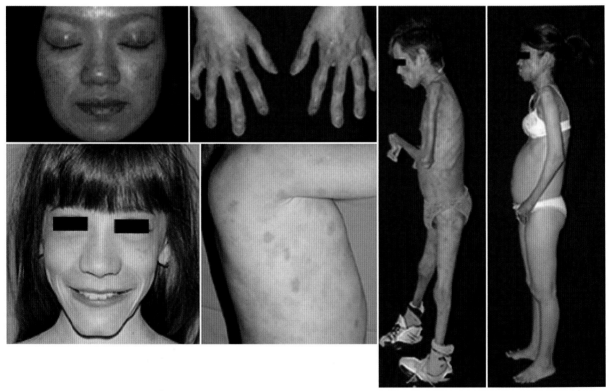

図 3. プロテアソーム関連自己炎症性症候群の各疾患の臨床像
　　　a, b：中條・西村症候群
　　　c, d：CANDLE 症候群
　　　e, f：JMP 症候群

a	b		
c	d	e	f

（文献 26 より引用）

疾患名	遺伝子（蛋白質）バリアント	
PRAAS1	PSMB8 (β5i)	PSMB8 (β5i)
	PSMB8 (β5i)	PSMA3 (α7)
	PSMB8 (β5i)	PSMB4 (β7)
PRAAS2	POMP (Ump1)	-
PRAAS3	PSMB4 (β7)	PSMB4 (β7)
	PSMB4 (β7)	PSMB9 (β1i)
PRAAS4	PSMG2 (PAC2)	PSMG2 (PAC2)
PRAAS5	PSMB10 (β2i)	PSMB10 (β2i)
PRAAS-ID	PSMB9 (β1i)	-

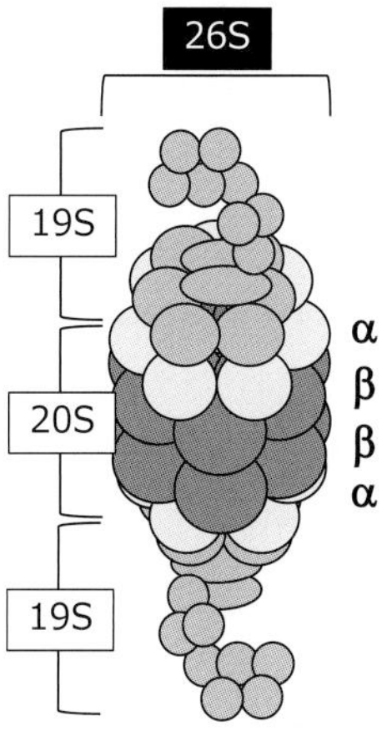

図 4. プロアテアソーム関連自己炎症性症候群の各バリアントとプロテアソームの模式図
Ump 1 と PAC 2 は複合体合成の際に働くシャペロン分子である.

誘導型のより活性の高い β1i・β2i・β5i(i は induced の略)サブユニットに置き換わったものを免疫プロテアソームと呼び, 免疫担当細胞で恒常的に発現し, また炎症時には IFNγ や TNFα などの刺激によってその他の体細胞にも誘導される. 高い酵素活性により効率的に蛋白質を分解するとともに, 分解産物であるペプチド抗原を MHC クラス I 上に提示し, CD8 T 細胞を活性化して獲得免疫を起動する役割を持つ.

世界各地から報告される PRAAS 症例においては, PSMB9 以外の誘導型サブユニットをコードする PSMB9(β1i), PSMB10(β2i), 非誘導型サブユニットをコードする PSMA3(β7), PSMB4(β7)の変異とそれらの組み合わせ, さらに複合体合成時のシャペロン分子をコードする POMP, PSMG2 遺伝子の変異も報告され, それらの遺伝子型により, 報告順に PRAAS1 から 5 に分類されている[27]. さらに最近筆者らは, 中條・西村症候群に似るが脂肪萎縮をきたさず, むしろ重度の肺高血圧症や獲得免疫不全を伴う 2 乳児例に共通に, PSMB9 遺伝子の新規ヘテロ接合性変異を同定し, 免疫不全を伴う PRAAS(PRAAS with immunodeficiency：PRAAS-ID)として新たに報告した(図 4)[28].

中條・西村症候群においては, 本邦のほとんどすべての症例に PSMB8 遺伝子の p.G201V 変異がホモ接合で存在する. この変異によって β5i の前駆体からの成熟が妨げられ, そのキモトリプシン様活性が著しく低下するだけでなく, 隣接する β4, β6 サブユニットとの接合面の変化のために複合体の形成不全が起こり, 成熟した免疫プロテアソームの量が減少し, β1i と β2i が持つトリプシン様・カスパーゼ様活性も大きく低下し, 各種細胞内にユビキチン化・酸化蛋白質が蓄積する. プロテアソームによる分解が減少し正しい立体構造を取れない蛋白質が小胞体に蓄積すると, unfolded protein response と呼ばれる小胞体ストレスが亢進し, I 型 IFN が過剰産生され, I 型 IFN 異常症を生じることで細胞死や炎症が誘導される. 多発性骨髄腫の治療に用いられるプロテアソーム阻害薬のボルテゾミブの投与によって, スイート症候群や血管炎などの副作用が報告されているのも同様のメカニズムと考えられる. そのメカニズムはまだ未解明の部分が多いが, I 型 IFN 異常症は核酸応答異常による自己炎症性症候群(表1, 2)や全身性エリテマトーデスなどの自己免疫疾患においてもみられ, 自己炎症と自己免疫をつなぐ病態として注目されている[29].

さいごに

　自己炎症性疾患/症候群と好中球性疾患について概説し，いわゆる好中球性皮膚症を呈する遺伝性自己炎症性症候群であり，指定難病として知っておくべき PAPA 症候群，A20 ハプロ不全症と中條・西村症候群について，関連疾患も交えて紹介した．特徴的な臨床所見や病理所見の奥にある，遺伝子変異からつながる病態解明のモデルとして重要であるが，まだまだ不明な点も多い．2020 年には，E 1 リガーゼをコードする *UBA1* 遺伝子のミエロイド系細胞特異的な体細胞モザイク変異によって，反復性軟骨炎や好中球性皮膚症のほか，間質性肺炎や大血管炎，骨髄異常をきたす vacuoles, E1-ligase, X-linked, autoinflammatory, somatic(VEXAS)症候群も新たに報告され，成人発症の新たな自己炎症性症候群のモデルとして注目されている[30)31)]．今後も更なる病態解明と治療法の確立が期待される．

文　献

1) McDermott MF, Aksentijevich I, Galon J, et al：Germline mutations in the extracellular domains of the 55 kDa TNF receptor, TNFR1, define a family of dominantly inherited autoinflammatory syndromes. *Cell*, **97**：133-144, 1999.

2) Marzano AV, Borghi A, Wallach D, et al：A comprehensive review of neutrophilic diseases. *Clin Rev Allergy Immunol*, **54**：114-130, 2018.

3) Lindor NM, Arsenault TM, Solomon H, et al：A new autosomal dominant disorder of pyogenic sterile arthritis, pyoderma gangrenosum, and acne：PAPA syndrome. *Mayo Clin Proc*, **72**：611-615, 1997.

4) Wise CA, Gillum JD, Seidman CE, et al：Mutations in CD2BP1 disrupt binding to PTP PEST and are responsible for PAPA syndrome, an autoinflammatory disorder. *Hum Mol Genet*, **11**：961-969, 2002.

5) Shoham NG, Centola M, Mansfield E, et al：Pyrin binds the PSTPIP1/CD2BP1 protein, defining familial Mediterranean fever and PAPA syndrome as disorders in the same pathway. *Proc Natl Acad Sci USA*, **100**：13501-13506, 2003.

6) Heilig R, Broz P：Function and mechanism of the pyrin inflammasome. *Eur J Immunol*, **48**：230-238, 2018.

7) Sampson B, Fagerhol MK, Sunderkotter C, et al：Hyperzincaemia and hypercalprotectinaemia：a new disorder of zinc metabolism. *Lancet*, **360**：1742-1745, 2002.

8) Holzinger D, Fassl SK, de Jager W, et al：Single amino acid charge switch defines clinically distinct proline-serine-threonine phosphatase-interacting protein 1(PSTPIP1)-associated inflammatory diseases. *J Allergy Clin Immunol*, **136**：1337-1345, 2015.

9) Braun-Falco M, Kovnerystyy O, Lohse P, et al：Pyoderma gangrenosum, acne, and suppurative hidradenitis(PASH)-a new autoinflammatory syndrome distinct from PAPA syndrome. *J Am Acad Dermatol*, **66**：409-415, 2012.

10) Marzano AV, Trevisan V, Gattorno M, et al：Pyogenic arthritis, pyoderma gangrenosum, acne, and hidradenitis suppurativa(PAPASH)：a new autoinflammatory syndrome associated with a novel mutation of the PSTPIP1 gene. *JAMA Dermatol*, **149**：762-764, 2013.

11) Saraceno R, Babino G, Chiricozzi A, et al：PsA-PASH：a new syndrome associated with hidradenitis suppurativa with response to tumor necrosis factor inhibition. *J Am Acad Dermatol*, **72**：e42-e44, 2015.

12) Saito N, Minami-Hori M, Nagahata H, et al：Novel PSTPIP1 gene mutation in pyoderma gangrenosum, acne and suppurative hidradenitis syndrome. *J Dermatol*, **45**：e213-e214, 2018.

13) Duchatelet S, Miskinyte S, Join-Lambert O, et al：First nicastrin mutation in PASH(pyoderma gangrenosum, acne and suppurative hidradenitis)syndrome. *Br J Dermatol*, **173**：610-612, 2015.

14) Nomura T：Hidradenitis suppurativa as a potential subtype of autoinflammatory keratinization disease. *Front Immunol*, **11**：847, 2020.

15) 古賀琢眞，井田弘明：PSTPIP1 関連炎症性疾患．日本免疫不全・自己炎症学会雑誌，**1**：35-41, 2022.

16) Masters SL, Lagou V, Jeru I, et al：Familial auto-inflammation with neutrophilic dermatosis reveals a regulatory mechanism of pyrin activation. *Sci Transl Med*, **8**：332ra45, 2016.

17) Moghaddas F, Llamas R, De Nardo D, et al：A novel pyrin-associated autoinflammation with neutrophilic dermatosis mutation further defines 14-3-3 binding of pyrin and distinction to familial Mediterranean fever. *Ann Rheum Dis*, **76**：2085-2094, 2017.

18) Zhou Q, Wang H, Schwartz DM, et al：Loss-of-function mutations in TNFAIP3 leading to A20 haploinsufficiency cause an early-onset autoinflammatory disease. *Nat Genet*, **48**：67-73, 2016.

19) Kadowaki T, Ohnishi H, Kawamoto N, et al：Haploinsufficiency of A20 causes autoinflammatory and autoimmune disorders. *J Allergy Clin Immunol*, **141**：1485-1488.e11, 2018.

20) Shiraki M, Kadowaki S, Kadowaki T, et al：Primary immunodeficiency disease mimicking pediatric Bechet's disease. *Children (Basel)*, **8**：75, 2021.

21) Schwartz DM, Blackstone SA, Sampaio-Moura N, et al：A type I interferon signature predicts response to JAK inhibition in haploinsufficiency of A20. *Ann Rheum Dis*, **79**：429-431, 2020.

22) 金澤伸雄, 有馬和彦, 井田弘明ほか：中條-西村症候群. 日臨免会誌, **34**：388-400, 2011.

23) Arima K, Kinoshita A, Mishima H, et al：Proteasome assembly defect due to a proteasome subunit beta type 8 (PSMB8) mutation causes the autoinflammatory disorder, Nakajo-Nishimura syndrome. *Proc Natl Acad Sci USA*, **108**：14914-14919, 2011.

24) Garg A, Hernandez MD, Sousa AB, et al：An autosomal recessive syndrome of joint contractures, muscular atrophy, microcytic anemia, and panniculitis-associated lipodystrophy. *J Clin Endocrinol Metab*, **95**：E58-63, 2010.

25) Torrelo A, Patel S, Colmenero I, et al：Chronic atypical neutrophilic dermatosis with lipodystrophy and elevated temperature (CANDLE) syndrome. *J Am Acad Dermatol*, **62**：489-495, 2010.

26) McDermott A, Jacks J, Kessler M, et al：Proteasome-associated autoinflammatory syndromes：advances in pathogeneses, clinical presentations, diagnosis, and management. *Int J Dermatol*, **54**：121-129, 2015.

27) Brehm A, Liu Y, Sheikh, et al：Additive loss-of-function proteasome subunit mutations in CANDLE/PRAAS patients promote type I IFN production. *J Clin Invest*, **125**：4196-4211, 2015.

28) Kanazawa N, Hemmi H, Kinjo N, et al：Heterozygous missense variant of the proteasome subunit b-type 9 causes neonatal-onset autoinflammation and immunodeficiency. *Nat Commun*, **12**：6819, 2021.

29) Kretschmer S, Lee-Kirsch MA：Type I interferon-mediated autoinflammation and autoimmunity. *Curr Opin Immunol*, **49**：96-102, 2017.

30) Beck DB, Ferrada MA, Sikora KA, et al：Somatic Mutations in *UBA1* and Severe Adult-Onset Autoinflammatory Disease. *N Engl J Med*, **383**：2628-2638, 2020.

31) Tsuchida N, Kunishita Y, Uchiyama Y, et al：Pathogenic *UBA1* variants associated with VEXAS syndrome in Japanese patients with relapsing polychondritis. *Ann Rheum Dis*, in press.

イチからはじめる 美容医療機器の 理論と実践 改訂第2版

著 宮田成章

みやた形成外科・皮ふクリニック 院長

2021年4月発行 B5版 オールカラー
定価7,150円(本体価格6,500円＋税)

第1版発売から8年。
目まぐるしく変わる美容医療機器の情報を刷新し、新項目として
「ピコ秒レーザー」や「痩身治療」についてを追加しました。
イマイチわからなかったレーザー、高周波、超音波の仕組み・
基礎から臨床の実際までを幅広く、丁寧に扱う本書。
これから美容医療を始める方はもちろん、すでに美容医療を行って
いる方々にも読んでいただきたい教科書です。
第1版で好評だったコラムやページの各所にあるこぼれ話も、
さらに充実！

主な目次

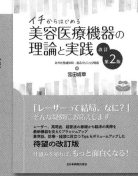

イチからはじめる
美容医療機器の
理論と実践 改訂第2版

みやた形成外科・皮ふクリニック院長
宮田成章

「レーザーって結局、なに？」
そんな疑問にお応えします

レーザー、高周波、超音波の基礎から臨床の実際を
最新機器を交えてブラッシュアップ
原理論、診療・経営に役立つTipsもボリュームアップした
待望の改訂版
仕組みを知れば、もっと面白くなる！

全日本病院出版会

詳しい目次はこちら ＞

全日本病院出版会
〒113-0033 東京都文京区本郷3-16-4
www.zenniti.com
Tel：03-5689-5989
Fax：03-5689-8030

MB Derma, 324：73-79, 2022.

◆特集／好中球が関わる皮膚疾患 update

好中球性皮膚症の共通のメカニズム

森実 真*

Key words：好中球(neutrophils)，表皮角化細胞(epidermal keratinocytes)，サイトカイン(cyto-kines)，ケモカイン(chemokines)

Abstract 好中球性皮膚症の臨床表現型はそれぞれ異なり，また炎症が始まる解剖学的部位もそれぞれ異なる．好中球性皮膚症であるため，好中球が病態形成メカニズムのキープレイヤーであることは言うまでもないが，それに加えて，自然免疫が重要な役割を果たしている疾患であること，また，それらの病態カスケードの上流には必ず表皮角化細胞が存在していること，が共通点として挙げられる．さらに，共通した病態および好中球と表皮角化細胞の機能・役割を踏まえると，筆者は TNF-α，IL-1α/β，IL-17A/C/F，IL-23，IL-36，IL-8(CXCL8)，CCL20(MIP-3α)が共通して特に重要であろうと考えた．好中球性皮膚症に対する生物学的製剤の臨床試験も徐々に進んでおり，今後，同疾患群に対する治療方針が劇的に変わる可能性や同疾患群の病態形成メカニズムが一気に明らかになる可能性がある．

はじめに

本稿では好中球性皮膚症の共通のメカニズムについて紹介する．まず化膿性汗腺炎，膿疱性乾癬，掌蹠膿疱症の病態を簡単に紹介し，その後に共通項であるキープレイヤー，サイトカイン・ケモカインに焦点を当て，それぞれについて概説したい．

化膿性汗腺炎

化膿性汗腺炎の病態について以下のように考えられている[1]．① 毛包の閉塞が起こり，② 毛包が破裂すると毛包内の内容物が放出され，その後，③ Toll 様受容体(TLR)の活性化，④ 樹状細胞の活性化，⑤ T 細胞の活性化，⑥ 好中球の活性化，という経路や，⑦ インフラマソームの活性化，⑧ IL-1α/β 活性化，⑨ マクロファージの活性化，⑩ T 細胞の活性化，⑪ 好中球の活性化という経路も

示されている．また，別の review では病態形成の理解が次のようにパラダイムシフトしてきたと指摘している[2]．まず，① 炎症誘導性素因があり，② 何らかの炎症トリガーが入ると，③ 表皮乾癬様肥厚・真皮炎症が起こり，④ 二次性の毛包閉塞と毛包サイクルの変化がみられ，⑤ 表皮角化細胞の間葉系細胞との相互作用によるトンネル形成が起こるというものである．

膿疱性乾癬

次に膿疱性乾癬の病態について示す．遺伝性の汎発性膿疱性乾癬の病因は IL-36Ra 欠損であることが報告されており[3]，IL-36Ra 欠損症(deficiency of interleukin-36 receptor antagonist：DITRA)とも呼ばれている．DITRA の皮膚組織では，IL-36α，IL-36β，IL-36γ の発現に対して，IL-36Ra が機能欠損しているために，IL-36 受容体を介した炎症シグナルが持続している．尋常性乾癬を伴う膿疱性乾癬では CARD14 遺伝子変異がみられ，IL-17 および IL-36 シグナルが増強している[4]．

* Shin MORIZANE, 〒700-8558 岡山市北区鹿田町 2-5-1 岡山大学学術研究院医歯薬学域皮膚科学分野, 教授

Johnston らの報告では，膿疱性乾癬は自然免疫が重要であり，IL-36 の活性化が IL-1β，IL-8，CXCL1，CXCL2 を介して免疫細胞を呼び寄せて，それらの細胞は活性化して炎症のサイクルを回し，病態を形成している[5]．一方，尋常性乾癬は獲得免疫が重要であるとされている．両疾患において，IL-17A，TNF-α，IL-1α/β，IL-36α/γ，および IFN-γ の発現が有意に増強しているが，膿疱性乾癬病変では尋常性乾癬病変よりも IL-1 および IL-36 の発現が高く，IL-17A および IFN-γ の発現が低い[5]．

また，好中球膿疱の近位にある表皮角化細胞による顕著な IL-36 発現増強がみとめられ，好中球プロテアーゼが IL-36 を活性化する．また，IL-36 活性を調節する別のメカニズムとして，それぞれエラスターゼとカテプシン G を阻害するプロテアーゼ阻害因子セルピン A1 と A3 の発現も両疾患で増強している[5]．

掌蹠膿疱症

掌蹠膿疱症の病態形成メカニズムについては，Murakami らによって次のように提唱されている[6]．① 表皮内小水疱周囲の MCP-1（CCL2）の発現に続いて，hCAP-18 プロセシングに関与するプロテイナーゼ 3 やエラスターゼ-2 などのプロテイナーゼを含む CD68（＋）細胞が出現する．これらの酵素の活性により，hCAP-18 から抗菌ペプチド LL-37 と TLN-58 が放出される．② LL-37 および TLN-58 の濃度の増加は，周囲の表皮角化細胞における IL-17C，IL-23A，IL-8，IL-1α，IL-1β および IL-36γ などのいくつかの炎症性サイトカインの発現を増強する．この段階では，樹状細胞と IL-17（＋）細胞が表皮上部に観察される．③ 発現増強された炎症性サイトカインおよびケモカイン，特に IL-8 は，多数の多形核細胞/好中球を小水疱に動員し，膿疱形成に寄与する．小水疱部における補体の活性化によって産生される好中球走化性アナフィラトキシン C5a も好中球を動員する．④ IL-8，補体，IL-23，IL-17C，IL-36γ およ

び他の因子が協調して作用し，特徴的な微小膿瘍，落屑および炎症性細胞の真皮への浸潤を引き起こす．

共通のメカニズムは

これまで述べてきた三疾患の臨床表現型はそれぞれ異なり，また炎症が始まる解剖学的部位もそれぞれ異なるのだが，共通点があるとすれば，どのようなものが考えられるだろうか？　好中球性皮膚症であるため，好中球が病態形成メカニズムのキープレイヤーであることは言うまでもないが，それに加えて，自然免疫が重要な役割を果たしている疾患であること，また，それらの病態カスケードの上流には必ず表皮角化細胞が存在していること，さらに，これから紹介するサイトカイン，ケモカインが重要な役割を果たしていること，これらの共通点がみえてくる．

好中球

好中球の特徴について述べる．好中球の生存期間は 1 日以内でおおむね 10〜12 時間程度と言われている[7]．好中球はサイトカインレセプター，ケモカインレセプター，Toll 様受容体（TLR）を発現し，炎症開始シグナルに直ちに反応する（表 1）[7]．また，活性化好中球は様々なサイトカインやケモカインを産生し，炎症反応の増幅や抑制に深く関与する（表 1）[7]．例えば，炎症性サイトカインとして IFN-α/β/γ，IL-1α/β，IL-6，IL-12，IL-12β，リンフォトキシンβ，TNF-α を産生する．また TGF-β などの炎症抑制サイトカインを産生し，ケモカインも多数，成長因子，増殖因子も産生する能力を有している．さらに，網状の構造物 NET を細胞外に放出することで微生物を効率的に殺す抗菌分子を局所に集める[7]．このような機序で，好中球は炎症部に集合し，細菌，真菌などの異物の貪食，殺菌，分解をする．好中球のマーカーとしては CD63，CD11b，CD11c などが知られている．また，様々なプロテアーゼ，様々な抗菌ペプチド，その他の酵素を発現している．

表 **1**. 好中球が発現するサイトカイン等および受容体

サイトカイン
IL-1α/β, IL-6, IL-12, IL-18, IFN-α, IFN-β, IFN-γ, TNF-α, G-CSF, GM-CSF
ケモカイン
CXCL1, CXCL2, CXCL3, CXCL8, CXCL9, CXCL10, CXCL11 CCL2, CCL3, CCL4, CCL5, CCL18, CCL20
抗菌ペプチド
α-defensin, cathelicidin
サイトカインレセプター
IFNAR1, IFNAR2, IFNGR1, IFNGR2, TNFR1, TNFR2, IL-1R, IL-4R, IL-6R, IL-10R, IL-12R, IL-17R, IL-18R, IL-21R, TGFbR2, GM-CSFR, G-CSFR
ケモカインレセプター
CXCR1, CXCR2, CXCR4, CX3CR1, CCR1, CCR2, CCR3
微生物センサー
TLR1, TLR2, TLR4, TLR6, TLR8, TLR9, TLR10

表 **2**. 表皮角化細胞が発現するサイトカイン等および受容体

サイトカイン
IL-1α/β, IL-6, IL-7, IL-10, IL-15, IL-16, IL-17C, IL-18, IL-19, IL-20, IL-24, IL-25(IL-17E), IL-32, IL-33, IL-36α/β/γ/Ra, IL-37, IL-38, IFN-α, IFN-β, TNF-α, TSLP, G-CSF, GM-CSF
ケモカイン
CXCL1, CXCL2, CXCL6, CXCL8, CXCL9, CXCL10, CXCL11, CXCL16, CCL2, CCL5, CCL8, CCL11, CCL20, CCL24, CCL25, CCL26, CCL 27, CX3CL
抗菌ペプチド
β-defensin, cathelicidin, S100A7, S100A8, S100A9
サイトカインレセプター
IFNAR1/2, IFNGR1, IL-1R1, IL-4Rα, IL-17RA, IL-17RC, IL-17RE, TNFR1
微生物センサー
TLR1, TLR2, TLR3, TLR5, TLR6, TLR9, MDA5, RIG-I

表皮角化細胞

　次に表皮角化細胞の役割について考えてみると，表皮の 90％以上を占め，人体の最外層である角層を形成し，物理的なバリアを形成している一方で，自然免疫学的バリアも形成していると言える．例えば表皮角化細胞は炎症性サイトカインとして，IL-1α/β, IL-6, IL-7, IL-10, IL-15, IL-16, IL-17C, IL-18, IL-19, IL-20, IL-24, IL-25(IL-17E), IL-32, IL-33, IL-36α/β/γ/Ra, IL-37, IL-38, IFN-α, IFN-β, TNF-α, TSLP, G-CSF, GM-CSF を，ケモカインとして CXCL1, CXCL2, CXCL6, CXCL8, CXCL9, CXCL10, CXCL11, CXCL16, CCL2, CCL5, CCL8, CCL11, CCL20, CCL24, CCL25, CCL26, CCL27, CX3CL を産生する能力を有する(表2)[8)9)]．また IFNAR1/2, IFNGR1, IL-1R1, IL-4Ra, IL-17RA, IL-17RC, IL-17RE, TNFR1 などのサイトカイン受容体，さらに TLR1, TLR2, TLR3, TLR5, TLR6, TLR9, MDA5(melanoma differentiation-associated gene 5), RIG-I(retinoic acid-inducible gene-I)などの微生物センサーを発現している(表2)．加えてデフェンシン，カセリサイジン，S100 蛋白などの抗菌ペプチドを発現することで抗菌作用を示す(表2)[10)]．さらに C3 などの補体を産生する能力を有する．

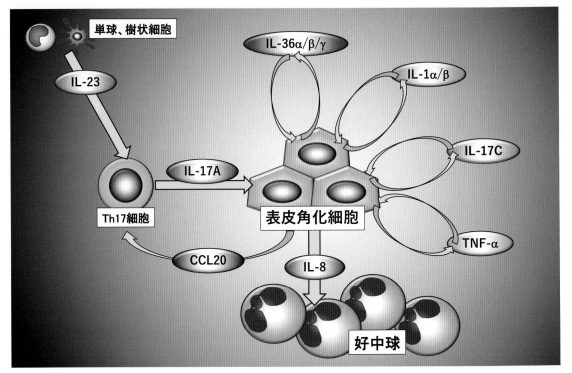

図 1. 好中球性皮膚症の共通のメカニズム

共通のサイトカイン・ケモカインは

上記 3 疾患で共通した病態および好中球と表皮角化細胞の機能・役割を踏まえると，筆者はサイトカイン，ケモカインとして，TNF-α，IL-1α/β，IL-17A/C/F，IL-23，IL-36，IL-8，(CXCL8)，CCL20(MIP-3α)が共通して特に重要であろうと考えた．

1．TNF-α

TNF-α は固形癌に対して壊死を生じさせるサイトカインとして発見されたが，後に炎症に関わる主要なサイトカインであることが判明した[11]．ほぼすべての細胞から産生されるサイトカインであり，様々な炎症性疾患の病態カスケードの上流にも下流にも存在していると考えられる．表皮角化細胞は TNF-α を産生し，TNFR1 受容体を発現しているため，オートクライン現象がみられ，炎症のループが形成される(図1)[12]．さらに，アディポサイトカインでもある TNF-α は肥大化した脂肪細胞からより多く分泌され，インスリンの作用を阻害し，乾癬などの炎症性疾患を増悪させ

る[11]．本邦において TNF 阻害薬は尋常性乾癬，乾癬性関節炎，膿疱性乾癬，乾癬性紅皮症，化膿性汗腺炎，壊疽性膿皮症，関節リウマチ，強直性脊椎炎，若年性特発性関節炎，腸管型ベーチェット病，クローン病，潰瘍性大腸炎，非感染性のぶどう膜炎などに対して保険適用を取得している．

2．IL-17 ファミリーサイトカイン

IL-17A は 1993 年にマウスの T 細胞ハイブリドーマよりクローニングされ，1995 年に新しいサイトカインとして IL-17A と命名され，現在では IL-17A を産生する CD4＋T 細胞が Th17 細胞として定義されている．IL-17A は生理学的に細菌・真菌感染防御に重要な役割を果たしていると考えられている．IL-17A が表皮角化細胞において IL-17RA-RC 受容体複合体に結合すると，NF-kB や AP-1 といった転写因子を介して炎症性サイトカイン，ケモカイン，抗菌ペプチドが産生される(図1)[13]．IL-17A/F や IL-17F も IL-17RA-RC 受容体複合体に結合し，IL-17A とほぼ同等の生理活性を有しているため，乾癬においては病態形成に関与していることが示唆されている[14]．好

中球性皮膚疾患においてもこれらのサイトカインが病態形成に寄与しているかもしれない．またIL-17Cは表皮角化細胞から産生されるIL-17ファミリーサイトカインの一つであり，上皮の自然免疫を調節する必須の自己分泌サイトカインであると考えられている[15]．IL-17Cは上皮細胞に多く発現しているIL-17RA-RE受容体複合体に結合し，NF-kBやAP-1といった転写因子を介して炎症性サイトカイン，ケモカイン，抗菌ペプチド産生を誘導する．Toll様受容体リガンド，IL-17A，TNF-α，IL-36$\alpha/\beta/\gamma$などの刺激によってIL-17Cの発現は増強する．表皮角化細胞はIL-17Cを産生し，IL-17RA-RE受容体複合体を発現しているため，オートクライン現象がみられ，炎症のループが形成される（図1）[15]．本邦においてIL-17阻害薬は4製剤が上市されており，尋常性乾癬，乾癬性関節炎，膿疱性乾癬，乾癬性紅皮症に対して保険適用を取得している．そのうち，ブロダルマブは現在，本邦において掌蹠膿疱症を対象とした第3相臨床試験が行われている．

IL-17Aが重要なサイトカインであるということは，p19とp40のヘテロダイメリックサイトカインであるIL-23も同じく重要なサイトカインであると考えられる．Th1サイトカインであるIL-12はp35とp40からなるヘテロダイメリックサイトカインであり，IL-23よりも先に発見・報告されていた．p35欠損マウスよりもp40欠損マウスが重症感染症をきたすということが報告され，なぜこのような相違が生まれるか，という疑問から2000年にIL-6-like cytokineの探索，IL-12p40のパートナー探索をしたところ，p19の発見，IL-23の発見に至った[16]．IL-23は活性化された樹状細胞，マクロファージまたは単球によって分泌される．また，JAK—STATシグナルを介して，IL-17Aの産生細胞であるTh17細胞の維持と増殖，分化を誘導する（図1）[17]．IL-23阻害薬は現在4剤上市されており，尋常性乾癬，乾癬性関節炎，膿疱性乾癬，乾癬性紅皮症に対して保険適用を取得している．このうちグセルクマブは掌蹠膿疱症に

対しても保険適用を取得しており，実臨床で使用可能である．

3．IL-1α/β

IL-1α，βはインターロイキンの中でも最初に同定された分子である[18]．IL-1αとIL-1βの2種類が同定されているが，2種類のIL-1の間に生理作用の差はないものと考えられている[18]．IL-1が活性化するために酵素によるプロセッシングが必要で，IL-1αはカルパインによって切断・活性化され，IL-1βはインフラマソームと呼ばれるタンパク質複合体により活性化されるカスパーゼ1によって切断・活性化される[18]．表皮角化細胞はIL-1α，βを産生し，IL-1受容体1を発現しているため，オートクライン現象がみられ，炎症のループが形成される（図1）[19]．またIL-1ファミリーサイトカインにはIL-1Raも存在し，IL-1受容体に結合してIL-1αおよびIL-1βと競合的に拮抗し，IL-1の生理活性の発現に対して抑制的に働く[20]．IL-1β抗体であるカナキヌマブはクリオピリン関連周期性症候群，高IgD症候群（メバロン酸キナーゼ欠損症），TNF受容体関連周期性症候群，家族性地中海熱，全身型若年性特発性関節炎に対して保険適用を取得している．

4．IL-36$\alpha/\beta/\gamma$

IL-1ファミリーサイトカインであるIL-36α，IL-36β，IL-36γは，主に表皮角化細胞と真皮樹状細胞から前駆体として分泌されたのちにIL-36受容体に結合すると，IL-36受容体とIL-1受容体Acpが会合し，（NF-kB）や（MAP）kinaseシグナルを活性化させて炎症を惹起させる[20]．IL-36RaがIL-36受容体に結合するとIL-1RAcpとは会合せずシグナルを伝達できなくなる[20]．

DITRAの皮膚組織では，活性化したIL-36α，IL-36β，IL-36γの発現に対して，IL-36Raが機能欠損しているために，IL-36受容体を介した炎症活性化のシグナルが持続している[3]．表皮角化細胞のおけるIL-36α/γについてもオートクライン現象がみられ，炎症のループを形成する（図1）．これは化膿性汗腺炎の病変部でIL-36Ra，α，β， γが上昇しており，尋常性痤瘡でも化膿性汗腺炎でも IL-36γ が増加しているという報告がある[21][22]．2021 年，N Engl J Med 誌に IL-36 受容体抗体であるスペソリマブが膿疱性乾癬に対して有効だったことが報告されている[23]．

5．IL-8(CXCL8)

IL-8(CXCL8)は種々の細胞で産生される CXC ファミリーの炎症性ケモカインでああり，好中球，他の顆粒球類の走化性を誘導する(図1)[24]．LL-37，TLN-58，TNF-α，IL-17，IFN-γ，TLR リガンドなどで発現誘導される．ヒトの各種体液中に存在する好中球走化因子に関する報告をみると，その活性の大半は IL-8 によって担われていて，CXCR に結合する CXCL1・CXCL2・CXCL3・CXCL5 などの CXC ケモカインの含量は，CXCL8 に比べると低いという報告がある[24]．ヒト化抗 IL-8 抗体(BMS-986253)はすでに開発されているが，好中球性皮膚症に対する clinical trial は未だ報告がない[25]．

6．CCL20(MIP-3α)

CCL20(MIP-3α)は表皮角化細胞が産生し得るケモカインであり，CCR6 陽性細胞の遊走を促す[26][27]．Toll 様受容体リガンド，IL-17A，TNF-α，IL-36α/β/γ などの刺激によって CCL20 の発現が増強する．CCR6 は IL-17A を産生する Th17 細胞に高発現する．IL-17A が重要なサイトカインであることを鑑みると CCL20 はキーケモカインである可能性がある．ヒト化抗 CCL20 抗体(GSK3050002)はすでに開発されているが，好中球性皮膚症に対する clinical trial は未だ報告がない[28]．

おわりに

本稿では好中球性皮膚症の共通のメカニズム，共通のサイトカイン・ケモカインについて概説した．近年は生物学的製剤の登場により標的の蛋白を特異的に阻害する治療が可能となった．好中球性皮膚症に対する生物学的製剤の臨床試験も徐々に進んでおり，今後，同疾患群に対する治療方針が劇的に変わる可能性や同疾患群の病態形成メカニズムが一気に明らかになる可能性がある．

文　献

1) Del Duca E, Morelli P, Bennardo L, et al：Cytokine Pathways and Investigational Target Therapies in Hidradenitis Suppurativa. *Int J Mol Sci*, **21**：2020.
2) Frew JW：Hidradenitis suppurativa is an autoinflammatory keratinization disease：A review of the clinical, histologic, and molecular evidence. *JAAD Int*, **1**：62-72, 2020.
3) Marrakchi S, Guigue P, Renshaw BR, et al：Interleukin-36-receptor antagonist deficiency and generalized pustular psoriasis. *N Engl J Med*, **365**：620-628, 2011.
4) Sugiura K, Muto M, Akiyama M：CARD14 c.526G＞C(p.Asp176His)is a significant risk factor for generalized pustular psoriasis with psoriasis vulgaris in the Japanese cohort. *J Invest Dermatol*, **134**：1755-1757, 2014.
5) Johnston A, Xing X, Wolterink L, et al：IL-1 and IL-36 are dominant cytokines in generalized pustular psoriasis. *J Allergy Clin Immunol*, **140**：109-120, 2017.
6) Murakami M, Terui T：Palmoplantar pustulosis：Current understanding of disease definition and pathomechanism. *J Dermatol Sci*, **98**：13-19, 2020.
7) 内藤　眞, Savchenko AS, 井上　聡：【ゲノム解析で見つかった Protein Marker の意義-PTX3 は新たな炎症マーカーとして認知されるか】好中球と PTX3. 生物試料分析, **33**：329-338, 2010.
8) Boniface K, Lecron JC, Bernard FX, et al：Keratinocytes as targets for interleukin-10-related cytokines：a putative role in the pathogenesis of psoriasis. *Eur Cytokine Netw*, **16**：309-319, 2005.
9) Grone A：Keratinocytes and cytokines. *Vet Immunol Immunopathol*, **88**：1-12, 2002.
10) Morizane S, Gallo RL：Antimicrobial peptides in the pathogenesis of psoriasis. *J Dermatol*, **39**：225-230, 2012.
11) Sethi JK, Hotamisligil GS：Metabolic Messengers：tumour necrosis factor. *Nat Metab*, **3**：1302-1312, 2021.

12) Mizuno K, Morizane S, Takiguchi T, et al：Dexamethasone but not tacrolimus suppresses TNF-alpha-induced thymic stromal lymphopoietin expression in lesional keratinocytes of atopic dermatitis model. *J Dermatol Sci*, **80**：45-53, 2015.

13) Song X, Qian Y：The activation and regulation of IL-17 receptor mediated signaling. *Cytokine*, **62**：175-182, 2013.

14) Tollenaere MAX, Hebsgaard J, Ewald DA, et al：Signalling of multiple interleukin（IL）-17 family cytokines via IL-17 receptor A drives psoriasis-related inflammatory pathways. *Br J Dermatol*, **185**：585-594, 2021.

15) Ramirez-Carrozzi V, Sambandam A, Luis E, et al：IL-17C regulates the innate immune function of epithelial cells in an autocrine manner. *Nat Immunol*, **12**：1159-1166, 2011.

16) Oppmann B, Lesley R, Blom B, et al：Novel p19 protein engages IL-12p40 to form a cytokine, IL-23, with biological activities similar as well as distinct from IL-12. *Immunity*, **13**：715-725, 2000.

17) Teng MW, Bowman EP, McElwee JJ, et al：IL-12 and IL-23 cytokines：from discovery to targeted therapies for immune-mediated inflammatory diseases. *Nat Med*, **21**：719-729, 2015.

18) Gabay C, Lamacchia C, Palmer G：IL-1 pathways in inflammation and human diseases. *Nat Rev Rheumatol*, **6**：232-241, 2010.

19) Komine M, Rao LS, Freedberg IM, et al：Interleukin-1 induces transcription of keratin K6 in human epidermal keratinocytes. *J Invest Dermatol*, **116**：330-338, 2001.

20) Boutet MA, Nerviani A, Pitzalis C：IL-36, IL-37, and IL-38 Cytokines in Skin and Joint Inflammation：A Comprehensive Review of Their Therapeutic Potential. *Int J Mol Sci*, **20**：2019.

21) Thomi R, Kakeda M, Yawalkar N, et al：Increased expression of the interleukin-36 cytokines in lesions of hidradenitis suppurativa. *J Eur Acad Dermatol Venereol*, **31**：2091-2096, 2017.

22) Di Caprio R, Balato A, Caiazzo G, et al：IL-36 cytokines are increased in acne and hidradenitis suppurativa. *Arch Dermatol Res*, **309**：673-678, 2017.

23) Bachelez H, Choon SE, Marrakchi S, et al：Trial of Spesolimab for Generalized Pustular Psoriasis. *N Engl J Med*, **385**：2431-2440, 2021.

24) 向田　直：【ケモカイン】炎症とケモカイン. 臨床化学, **33**：61-68, 2004.

25) Bilusic M, Heery CR, Collins JM, et al：Phase I trial of HuMax-IL8（BMS-986253）, an anti-IL-8 monoclonal antibody, in patients with metastatic or unresectable solid tumors. *J Immunother Cancer*, **7**：240, 2019.

26) Meitei HT, Jadhav N, Lal G：CCR6-CCL20 axis as a therapeutic target for autoimmune diseases. *Autoimmun Rev*, **20**：102846, 2021.

27) Furue K, Ito T, Tsuji G, et al：The CCL20 and CCR6 axis in psoriasis. *Scand J Immunol*, **91**：e12846, 2020.

28) Bouma G, Zamuner S, Hicks K, et al：CCL20 neutralization by a monoclonal antibody in healthy subjects selectively inhibits recruitment of CCR6（＋）cells in an experimental suction blister. *Br J Clin Pharmacol*, **83**：1976-1990, 2017.

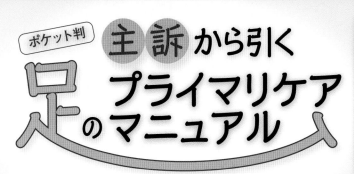
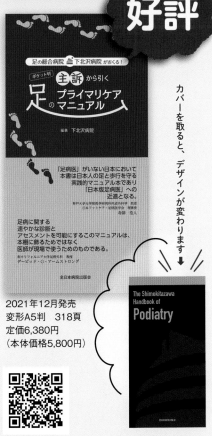
CONTENTS

全日本病院出版会　〒113-0033 東京都文京区本郷 3-16-4　Tel:03-5689-5989
www.zenniti.com　Fax:03-5689-8030

MB Derma, **324** : 81-88, 2022.

◆特集／好中球が関わる皮膚疾患 update
顆粒球単球吸着除去療法の実態

金蔵拓郎*

Key words：顆粒球単球吸着除去療法（granulocyte and monocyte adsorption apheresis：GMA），酢酸セルロース（cellulose diacetate），膿疱性乾癬（pustular psoriasis），乾癬性関節炎（psoriatic arthritis），補体（complement），骨髄由来抑制性細胞（myeloid-derived suppressor cell：MDSC）

Abstract 顆粒球と単球は主に細菌や真菌に対する感染防御など生体防御機構の主役であるが，これらの細胞が無菌性に活性化し，炎症や組織障害を引き起こす病態が数多く知られている．皮膚科関連疾患としては膿疱性乾癬，乾癬性関節炎，ベーチェット病，壊疽性膿皮症などが挙げられる．顆粒球単球吸着除去療法（granulocyte and monocyte adsorption apheresis：GMA）はこれらの疾患の原因となっている顆粒球・単球の除去とその細胞機能の制御を目的として開発された体外循環療法で，皮膚科領域では膿疱性乾癬と乾癬性関節炎に対して保険適用が承認されている．
本稿では GMA の開発の経緯，臨床効果，効果を発揮する機序についてこれまでに明らかになっていることを概説する．

はじめに

「アフェレシス」は「分離」を意味するギリシャ語で，体外循環によって病因となっている細胞成分や血漿中の液性因子を分離・除去する治療法である．細胞成分としてはリンパ球，顆粒球，単球などの血球成分，液性因子としては抗体，炎症性サイトカイン，代謝物質，中毒物質などがアフェレシスの対象となる．

顆粒球単球吸着除去療法（granulocyte and monocyte adsorption apheresis：GMA）は活性化した顆粒球と単球を選択的に吸着除去するアフェレシス療法で，潰瘍性大腸炎，クローン病，皮膚科領域では膿疱性乾癬と乾癬性関節炎が保険収載されている．本稿では両疾患に対する臨床効果と GMA の機序について解説する．なお乾癬性関節炎の疾患名に関して，多施設共同試験実施時の対象疾患名および保険適用疾患名は関節症性乾癬で

＊ Takuro KANEKURA，〒890-8520 鹿児島市桜ヶ丘 8-35-1　鹿児島大学大学院医歯学総合研究科皮膚科学，教授

ある．しかしその後，本症の疾患名は日本乾癬学会と日本リウマチ学会のコンセンサスとして乾癬性関節炎に統一された．本稿では乾癬性関節炎と記載する．

開発の経緯

顆粒球単球吸着除去療法（GMA）は炎症組織に浸潤・集積し病因となっている顆粒球・単球の除去とその細胞機能の制御を目的として開発された体外循環療法である．

各種高分子素材に白血球，特に顆粒球や単球が付着することは古くから知られていた．GMA の開発にあたって複数種の高分子素材，すなわちポリスチレン，ポリエチレンテレフタレート，ガラス，酢酸セルロース，ナイロンによる血球成分の付着性が検討された．その結果，酢酸セルロースに最も効率的に顆粒球が付着し，リンパ球の付着が少ないことが確認された（図1）[1]．GMA の吸着素材として酢酸セルロースが選択され，吸着効率を高めるため表面に微細な凹凸を有する，ビーズ状に加工し，吸着担体としてカラムに充填する仕

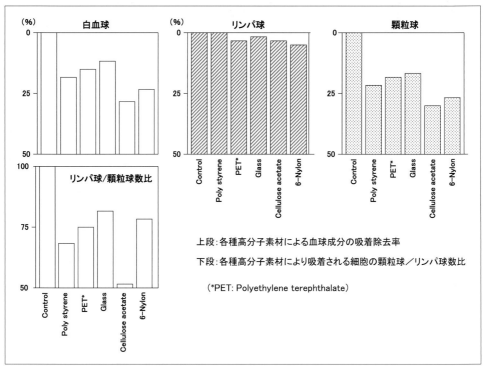

上段：各種高分子素材による血球成分の吸着除去率

下段：各種高分子素材により吸着される細胞の顆粒球／リンパ球数比

(*PET: Polyethylene terephthalate)

図 1. 各種高分子素材による血球成分の吸着除去率

（文献 1 より改変）

様となった．1 本のカラムには直径 2 mm の酢酸セルロースビーズが 220 g，約 35,000 個充填されている．

治療の概要

血液は肘静脈から脱血しカラムを通し対側の肘静脈に返血する．1 回の治療で毎分 30 ml の流速で 60 分間，合計 1,800 ml の血液を循環させる．抗凝固剤としてヘパリンまたはメシル酸ナファモスタットを生理食塩液に溶解し持続して注入する．この治療を週に 1～2 回，合計 5～10 回施行するのが基本的プロトコールである[2]．シャントを作成する必要がなく，外来でも実施できる簡便な体外循環療法である．

膿疱性乾癬に対する GMA

膿疱性乾癬に対する有用性は全国 11 施設が参加する多施設共同試験で評価された．オープン，シングル試験で，男性 11 例，女性 4 例，計 15 例が登録された．年齢は 31～71 歳，平均年齢は 50.3 歳であった．1 例が 1 回目の治療後に脱落したた

め有効性は 14 例，安全性は 15 例で評価した．

有効性は「膿疱性乾癬（汎発型）診療ガイドライン」で定める重症度判定基準に則り，重症度をスコア化した（表 1）．紅斑の面積は 76.8±13.7％が 47.9±30.7％（p 値＝0.0042），膿疱を伴う紅斑面積は 24.7±12.8％が 5.2±8.1％（p 値＝0.0031），浮腫の面積は 26.3±19.1％が 6.4±11.0％（p 値＝0.0014）へといずれも有意に軽快した（図 2）[3]．全身所見と検査所見で有意に改善した項目はなかったが，全体の重症度スコアは 8.6±1.3 が 4.0±3.6 へ有意に改善した（p 値＝0.0027）．副作用は頭痛・めまい，合併症（水疱性類天疱瘡）の悪化，胸部陰影が各 1 例ずつ報告された．因果関係は各々「たぶん有」，「不明」，「たぶん有」で，いずれも重篤なものではなかった．同時に施行した dermatology life quality index（DLQI）のアンケート調査の結果，症状，日常生活，余暇，仕事・学校，人間関係，治療のすべての項目で改善がみられ DLQI は 16.6±7.9 から 9.7±7.8（p 値＝0.0016）へ有意に改善した[3]．

市販後使用実績調査では 3 年次で 93 例が登録さ

表 1. 膿疱性乾癬重症度判定スコア

1. 皮膚症状：0〜9点

スコア	3	2	1	0
紅斑面積	>75%,	75〜25%,	25%>,	0
膿疱を伴う紅斑面積	>50%,	50〜10%,	10%>,	0
浮腫の面積	>50%,	50〜10%,	10%>,	0

2. 全身症状・検査所見：0〜8点

スコア	2	1	0
体温（℃）	>38.5	37〜38.5	37>
白血球数（×10³/μL）	>15	10〜15	10>
CRP（mg/dL）	>7.0	7.0〜0.3	0.3>
血清アルブミン（g/dL）	<3.0	3.0〜3.8	3.8<

（膿疱性乾癬（汎発型）診療ガイドライン，2014 より改変）

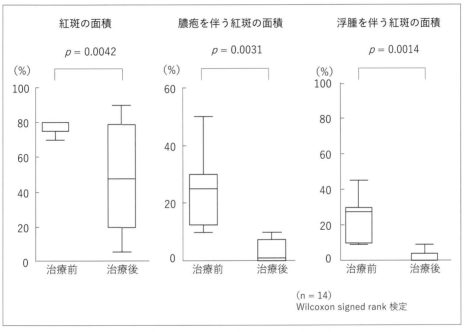

図 2. 膿疱性乾癬の GMA に対する反応

（文献 3 より改変）

れ有効率は80%を超える．市販後調査2年次にお
ける登録例について生物学的製剤の使用状況別に
有効性と安全性を比較した結果を図3に示す．生
物学的製剤の使用歴のある例は17例，使用歴のな
い例は44例であった．生物学的製剤の使用歴有の
群で，効果が不十分あるいは減弱したが生物学的
製剤を継続した症例が7例，無効あるいは不耐性
のため中止した症例が10例あり，それぞれに対し
て GMA は80%と77.8%と高い有効率を示した．
生物学的製剤使用歴のない44例で，GMA が無効

で生物学的製剤を開始した症例は3例のみで，
GMA 単独で治療した群における有効率は86.5%
であった（図3）．

乾癬性関節炎に対する GMA

乾癬性関節炎に対する多施設共同試験は全国
20施設で実施された．膿疱性乾癬と同じくオープ
ン，シングル試験で，生物学的製剤が無効または
生物学的製剤が適用できない患者にあっては抗リ
ウマチ薬（メトトレキサートまたはシクロスポリ

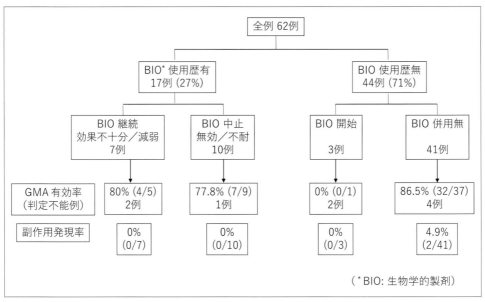

図 3. 生物学的製剤使用状況別の有効性と安全性

表 2. ACR20（ACR 基準による 20％改善）の評価法

ACR コアセット
1．圧痛関節数（68 関節）
2．腫脹関節数（68 関節）
3．被験者による疼痛評価（VAS*）
4．被験者による疾患活動性全般の評価（VAS）
5．医師による疾患活動性全般の評価（VAS）
6．医師による身体機能性評価（HAQ**）
7．CRP 値（mg/dL）

・項目 1，2 がともに 20％以上改善し，かつ項目 3〜7 の
　うち 3 項目以上で 20％以上の改善がみられた時，ACR
　20 達成と評価する．
*VAS：Visual Analogue Scale，**HAQ：Health Ass-
essment Questionnaire

ン）を 3 か月以上使用しても無効であった活動期の症例を対象とした．有効性は ACR 基準に基づいて評価した（表 2）．主要有効性評価は ACR 基準による 20％改善（ACR20）の達成率で，副次有効性評価は皮膚病変に対する一時点の医師の全般評価（sPGA）と ACR 基準評価とした．GMA を週 1 回の頻度で 5 回実施し 5 回終了時点で ACR20 は達成していないが，被検者の疼痛 VAS が 20％以上改善し，圧痛関節数および腫脹関節数はいずれも増加がなく，治験責任医師などが関節症状の悪化がないと判断した症例は治療を 5 回追加した．判定時に ACR 20 と判断された被験者は治療最終

回の 8 週後と 20 週後に予後調査を行った．男性 12 例，女性 8 例で年齢は 35〜69 歳，平均年齢は 48.1 歳であった．

　ACR 20 達成率は full analysis set（FAS）で 65.0％，per protocol set（PPS）で 63.2％であった．ACR コアセットは CRP 値以外の 6 項目で有意に改善した（図 4）．ACR 20 は予後調査 8 週目で 70.0％，20 週目で 50.0％の被検者で維持されていた．皮膚症状に対する sPGA は治療前後で 2.6± 1.1 が 2.3±1.1（p 値＝0.0313）へと有意に改善した．有害事象はめまい，ふらつき，気分不良，穿刺部痛，穿刺部血管痛，穿刺部皮下出血が報告されたが，これらは体外循環療法に伴って一般にみられるものでいずれも重篤なものではなかった[4]．

効果を発現する機序

　酢酸セルロースビーズは，その表面に免疫グロブリンや活性型補体 iC3b を吸着する．一方，活性化した顆粒球と単球は細胞表面に，それぞれ免疫グロブリンと iC3b のリガンドである Fcγ 受容体と接着分子 Mac-1 を発現しており，これらの結合を介して活性化した病的な顆粒球と単球が選択的に吸着除去される[5)6)]．この結果，末梢血中の TNF-α，IL-1β，IL-2Rα，IL-6，IL-8，MIF（macrophage migration inhibitory factor）など，炎症

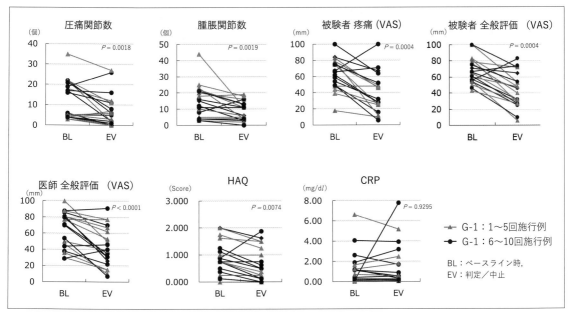

図 4. ACR コアセットの変化（FAS）

（文献 4 より改変）

性サイトカインレベルが低下し，かつ炎症局所に浸潤する顆粒球・単球の数が減少し組織傷害が軽減される[7)8)]．

GMA は炎症細胞を除去して血中の炎症性サイトカインレベルを低下させるのみでなく種々の免疫調整作用を有する．補体を介して酢酸セルロースビーズに吸着された細胞は，オプソニン効果様の機序によりカラム内で活性酸素の放出，脱顆粒など炎症局所と類似の反応を起こす．活性化していない細胞は吸着されずにカラムを通過するが，カラム内で活性酸素などに曝露されることで，L-selectin の発現低下[2)]，可溶性 TNF 受容体の放出[9)]，IL-1Rα，HGF（hepatocyte growth factor）など抗炎症性サイトカインの産生亢進[10)]など細胞機能の変化をきたす．また GMA により活性化した顆粒球とマクロファージが除去されるのに伴い，骨髄から末梢血に顆粒球が供給されるが，これらは CD10 陰性の幼若な顆粒球で，成熟顆粒球と比較して炎症性サイトカインの産生能と遊走能が低い[11)]．

GMA で臨床症状が劇的に改善する症例が少なくない．図 5 に膿疱性乾癬の症例を示す．治療開始前は膿疱性乾癬（汎発型）診療ガイドラインの重症度スコアが 13 と重症であったが，初回治療後にはスコアが 3 と著明な改善がみられた（図 5）．こ

のような症例を観察していると，GMA は単に活性化した細胞を除去するのみでなく，より積極的に症状を緩和する作用を有している可能性を示唆しているように思われた．

近年，補体 iC3b が CD11b 陽性の骨髄系細胞を骨髄由来抑制性細胞（myeloid-derived suppressor cell：MDSC）へ分化誘導することが報告された[12)]．MDSC は顆粒球，マクロファージ，樹状細胞，未熟骨髄細胞から成るヘテロな細胞集団で，単球系 MDSC と顆粒球系 MDSC の 2 つのサブグループに分けられる．いずれもアルギナーゼ 1，誘導型一酸化窒素合成酵素（iNOS）など免疫抑制性の分子を発現している．上述のように GMA の酢酸セルロースビーズは補体を活性化し表面にiC3b を吸着する．この補体により MDSC が誘導される可能性を考えた．

患者の末梢血中の MDSC 数をフローサイトメトリーを用いて治療前後で比較したところ，GMA 治療後に単球系 MDSC が有意に増加していた（図6-a）．MDSC の誘導に補体が関与していることを証明するために，注射シリンジにビーズを充填したミニカラムを作製し in vitro の実験系で検討した．健常人からヘパリン採血し血球と血清を分離し，まず血清をカラムに注入してインキュベート

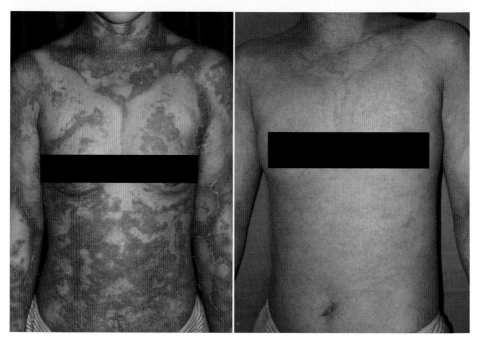

a．治療前   b．GMA 1回終了後

図 5．膿疱性乾癬

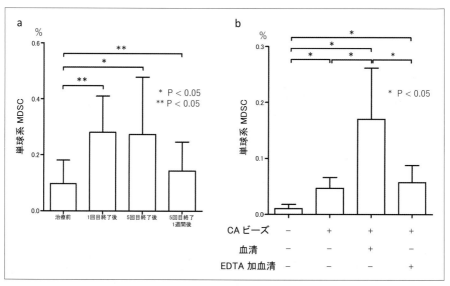

図 6．GMA による MDSC の誘導

（文献 8 より改変）

した．この際 EDTA を添加する群を設定した．EDTA は補体の活性化に不可欠であるカルシウムをキレートするため，EDTA を加えることによって補体は不活化する．ビーズを血清に曝露した後血球を反応させ，ミニカラム処理前後の MDSC の数を比較した．カラムによって単球系 MDSC が有意に増加し，これは EDTA によって抑制された（図 6-b）．すなわち GMA カラムは酢酸セルロースビーズ表面に吸着した補体 iC3b を介して MDSC を誘導していることが示された[8]．

このように GMA は活性化した細胞を除去するのみでなく，細胞機能の制御，免疫系の調節など多彩な機能を発揮して症状を積極的に緩和すると考えられる（図 7）[13]．

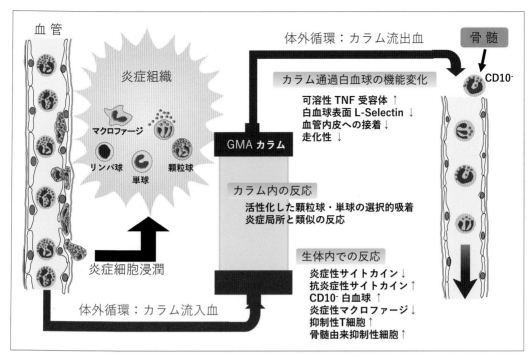

図 7. GMA の作用機序

（文献 13 より改変）

GMA のメリット

膿疱性乾癬と乾癬性関節炎が GMA の適応疾患である．両疾患に対しては近年多くの生物学的製剤が上市されている．生物学的製剤を使用する際には感染症，悪性腫瘍を有する患者，あるいは小児，高齢者，妊婦への使用について配慮が必要である．薬剤を体内に「入れる」生物学的製剤に対して GMA は病的な細胞を選択的に体外に「取り出す」治療法である．この治療の原理から多くのメリットが考えられる．

まず副作用が少ないことが挙げられる．実際に多施設共同試験，市販後調査で記録された副作用は一過性の頭痛やめまい，白血球数の一時的な減少などで重篤なものはなかった．

感染症や悪性腫瘍の患者，また妊婦，授乳婦，小児に対しても使用可能である．市販後調査では妊婦例が蓄積されつつあり，母児ともに副作用がみられた例はない．小児に対する使用経験は少ないが，炎症性腸疾患における市販後調査で登録された18歳未満の症例27例では，18歳以上の症例と比較して有効性と有害事象の発生率には有意差

がなく重篤な副作用はみられなかった．なお血液体外循環量の観点から体重が 25 kg 以上あれば施行可能である．

上述したように，膿疱性乾癬の市販後調査では生物学的製剤の無効例でも GMA が有効であった症例が報告されており，乾癬性関節炎の多施設共同試験は生物学的製剤が無効あるいは既存の抗リウマチ薬が無効であった症例を対象として実施されたが，これらの症例に対して有効性が示された．このように GMA は免疫抑制剤や生物学的製剤を使用しづらい症例に対して治療の選択肢となり得る．また生物学的製剤との併用で疾患をより良くコントロールする試みもなされている．

おわりに

GMA は膿疱性乾癬，乾癬性関節炎の治療法として普及しつつある．現在，保険診療としては週1回の頻度で計5回まで認められている．しかし臨床研究では週2回，計10回の治療でより良い効果が得られることが確認されている．また1回の治療で処理する血液量は 1,800 ml であるが体重に応じて処理量は異なって然るべきであろう．治

療の頻度・回数・処理する血液量について検討することが必要である．また膿疱性乾癬，乾癬性関節炎以外の皮膚疾患，特に壊疽性膿皮症に対する有効性を示す報告が多数なされており適応症の拡大が望まれる[14)15)]．

文　献

1) 粕川禮司，吉野槇一，大原守弘ほか：慢性関節リウマチ患者に対する顆粒球体外吸着療法(G-1)．炎症，**14**：239-254, 1994.

2) Saniabadi AR, Hanai H, Takeuchi K, et al：Adacolumn, an adsorptive carrier based granulocyte and monocyte apheresis device for the treatment of inflammatory and refractory diseases associated with leukocytes. *Ther Apher Dial*, **7**：48-59, 2003.

3) Ikeda S, Takahashi H, Suga Y, et al：Therapeutic depletion of myeloid lineage leucocytes in patients with generalized pustular psoriasis indicates a major role for neutrophils in the immunopathogenesis of psoriasis. *J Am Acad Dermatol*, **68**：609-617, 2013.

4) Kanekura T, Seishima M, Honma M, et al：Therapeutic depletion of myeloid lineage leukocytes by adsorptive apheresis for psoriatic arthritis：Efficacy of a non-drug intervention for patients refractory to pharmacologics. *J Dermatol*, **44**：1353-1359, 2017.

5) Hiraishi K, Takeda Y, Shiobara N, et al：Studies on the mechanisms of leukocyte adhesion to cellulose acetate beads：an in vitro model to assess the efficacy of cellulose acetate carrier-based granulocyte and monocyte adsorptive apheresis. *Ther Apher Dial*, **7**：334-340, 2003.

6) Kanekura T, Hiraishi K, Kawahara K, et al：Granulocyte and monocyte adsorption apheresis (GCAP)for refractory skin diseases caused by activated neutrophils and psoriatic arthritis：evidence that GCAP removes Mac-1-expressing neutrophils. *Ther Apher Dial*, **10**：247-256, 2006.

7) Kashiwagi N, Hirata I, Kasukawa R：A role for granulocyte and monocyte apheresis in the treatment of rheumatoid arthritis. *Ther Apher*, **2**：134-141, 1998.

8) Sakanoue M, Higashi Y, Kanekura T：Inhibition of Inflammatory Cytokines and Induction of Myeloid-Derived Suppressor Cells by the Effects of Granulocyte and Monocyte Adsorption Apheresis. *Ther Apher Dial*, **21**：628-634, 2017.

9) Hanai H, Watanabe F, Yamada M, et al：Correlation of serum soluble TNF-alpha receptors I and II levels with disease activity in patients with ulcerative colitis. *Am J Gastroenterol*, **99**：1532-1538, 2004.

10) Takeda Y, Shiobara N, Saniabadi AR, et al：Adhesion dependent release of hepatocyte growth factor and interleukin-1 receptor antagonist from human blood granulocytes and monocytes：evidence for the involvement of plasma IgG, complement C3 and beta2 integrin. *Inflamm Res*, **53**：277-283, 2004.

11) Kashiwagi N, Sugimura K, Koiwai H, et al：Immunomodulatory effects of granulocyte and monocyte adsorption apheresis as a treatment for patients with ulcerative colitis. *Dig Dis Sci*, **47**：1334-1341, 2002.

12) Hsieh CC, Chou HS, Yang HR, et al：The role of complement component 3(C3)in differentiation of myeloid-derived suppressor cells. *Blood*, **121**：1760-1768, 2013.

13) Kanekura T：Clinical and immunological effects of adsorptive myeloid lineage leucocyte apheresis in patients with immune disorders. *J Dermatol*, **45**：945-950, 2018.

14) Tominaga K, Kamimura K, Sato H, et al：Cytapheresis for pyoderma gangrenosum associated with inflammatory bowel disease：A review of current status. *World J Clin Cases*, **8**：2092-2102, 2020.

15) Higashi Y, Nomoto Y, Miyauchi I, et al：Granulocyte and Monocyte Adsorptive Apheresis for Pyoderma Gangrenosum. *Ther Apher Dial*, **26**：450-455, 2022.

図解
こどものあざとできもの

好評

診断力を身につける

編集
順天堂大学浦安病院形成外科　林　礼人
赤坂虎の門クリニック皮膚科　大原國章

2020年8月発行　B5判　138頁　定価6,160円(本体5,600円+税)

臨床写真から
検索できる
アトラス疾患別
目次付き!!

"こども"の診療に携わる
すべての方に送る!

皮膚腫瘍外科をリードしてきた編者が
経験してきた 64 疾患 520 枚臨床写真と
できもの(腫瘍)とあざ(母斑)の知識を
ぎゅっと凝縮しました!!

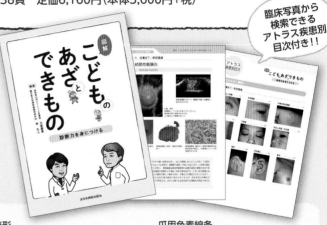

CONTENTS

弊社紹介
◀◀◀◀　ページはこちら

全日本病院出版会　〒113-0033 東京都文京区本郷 3-16-4　Tel:03-5689-5989
www.zenniti.com　Fax:03-5689-8030

FAX による注文・住所変更届け

改定：2015 年 1 月

　毎度ご購読いただきましてありがとうございます.

　読者の皆様方に小社の本をより確実にお届けさせていただくために，FAX でのご注文・住所変更届けを受けつけております. この機会に是非ご利用ください.

◎ご利用方法

　FAX 専用注文書・住所変更届は，そのまま切り離して FAX 用紙としてご利用ください. また，注文の場合手続き終了後，ご購入商品と郵便振替用紙を同封してお送りいたします. **代金が 5,000 円をこえる場合，代金引換便とさせて頂きます.** その他，申し込み・変更届けの方法は電話，郵便はがきも同様です.

◎代金引換について

　本の代金が 5,000 円をこえる場合，代金引換とさせて頂きます. 配達員が商品をお届けした際に，現金またはクレジットカード・デビットカードにて代金を配達員にお支払い下さい(本の代金＋消費税＋送料). (※年間定期購読と同時に 5,000 円をこえるご注文を頂いた場合は代金引換とはなりません. 郵便振替用紙を同封して発送いたします. 代金後払いという形になります. 送料は定期購読を含むご注文の場合は頂きません)

◎年間定期購読のお申し込みについて

　年間定期購読は，1 年分を前金で頂いておりますため，代金引換とはなりません. 郵便振替用紙を本と同封または別送いたします. 送料無料，また何月号からでもお申込み頂けます.

　毎年末，次年度定期購読のご案内をお送りいたしますので，定期購読更新のお手間が非常に少なく済みます.

◎住所変更届けについて

　年間購読をお申し込みされております方は，その期間中お届け先が変更します際，必ずご連絡下さいますようよろしくお願い致します.

◎取消，変更について

　取消，変更につきましては，お早めに FAX，お電話でお知らせ下さい.

　返品は，原則として受けつけておりませんが，返品の場合の郵送料はお客様負担とさせていただきます. その際は必ず小社へご連絡ください.

◎ご送本について

　ご送本につきましては，ご注文がありましてから約 1 週間前後とみていただきたいと思います. お急ぎの方は，ご注文の際にその旨をご記入ください. 至急送らせていただきます. 2〜3 日でお手元に届くように手配いたします.

◎個人情報の利用目的

　お客様から収集させていただいた個人情報，ご注文情報は本サービスを提供する目的(本の発送，ご注文内容の確認，問い合わせに対しての回答等)以外には利用することはございません.

　その他，ご不明な点は小社までご連絡ください.

株式会社 全日本病院出版会　〒 113-0033 東京都文京区本郷 3-16-4-7 F
電話 03 (5689) 5989　FAX03 (5689) 8030　郵便振替口座 00160-9-58753

FAX 専用注文用紙 5,000 円以上代金引換 (皮 '21. 10)

Derma 年間定期購読申し込み（送料弊社負担）	
□ 2022 年 1 月～12 月（定価 42,130 円）　　□ 2021 年__月～12 月	

□ Derma バックナンバー申し込み (号数と冊数をご記入ください)		
No.　　　／　　　　冊	No.　　　／　　　　冊	No.　　　／　　　　冊

Monthly Book Derma. 創刊 20 周年記念書籍
□ そこが知りたい 達人が伝授する日常皮膚診療の極意と裏ワザ（定価 13,200 円）　　冊

Monthly Book Derma. 創刊 15 周年記念書籍
□ 匠に学ぶ皮膚科外用療法―古きを生かす，最新を使う―（定価 7,150 円）　　冊

Monthly Book Derma. No. 314（'21.10 月増大号）
□ 手元に 1 冊！皮膚科混合・併用薬使用ガイド（定価 5,500 円）　　冊

Monthly Book Derma. No. 307（'21.4 月増刊号）
□ 日常診療にこの 1 冊！皮膚アレルギー診療のすべて（定価 6,380 円）　　冊

Monthly Book Derma. No. 300（'20.9 月増大号）
□ 皮膚科医必携！外用療法・外用指導のポイント（定価 5,500 円）　　冊

Monthly Book Derma. No. 294（'20.4 月増刊号）
□ "顔の赤み" 鑑別・治療アトラス（定価 6,380 円）　　冊

Monthly Book Derma. No. 288（'19.10 月増大号）
□ 実践！皮膚外科小手術・皮弁術アトラス（定価 5,280 円）　　冊

PEPARS 年間定期購読申し込み（送料弊社負担）	
□ 2022 年 1 月～12 月（定価 42,020 円）　　□ 2021 年__月～12 月	

□ PEPARS バックナンバー申し込み (号数と冊数をご記入ください)		
No.　　　／　　　　冊	No.　　　／　　　　冊	No.　　　／　　　　冊

PEPARS No. 147（'19.3 月増大号）
□ 美容医療の安全管理とトラブルシューティング（定価 5,720 円）　　冊

□ 足の総合病院・下北沢病院がおくる！ポケット判 主訴から引く足のプライマリケアマニュアル（定価 6,380 円）　　冊

□ 目もとの上手なエイジング（定価 2,750 円）　　冊

□ カラーアトラス 爪の診療実践ガイド 改訂第 2 版（定価 7,920 円）　　冊

□ イチからはじめる美容医療機器の理論と実践 改訂第 2 版（定価 7,150 円）　　冊

□ 臨床実習で役立つ 形成外科診療・救急外科処置ビギナーズマニュアル（定価 7,150 円）　　冊

□ 足爪治療マスター BOOK（定価 6,600 円）　　冊

□ 図解 こどものあざとできもの―診断力を身につける―　　冊

□ 美容外科手術―合併症と対策―（定価 22,000 円）　　冊

□ 足育学 外来でみるフットケア・フットヘルスウェア（定価 7,700 円）　　冊

□ 実践アトラス 美容外科注入治療 改訂第 2 版（定価 9,900 円）　　冊

□ Non-Surgical 美容医療超実践講座（定価 15,400 円）　　冊

□ スキルアップ！ニキビ治療実践マニュアル（定価 5,720 円）　　冊

その他（雑誌名/号数，書名と冊数をご記入ください）
□

お名前	フリガナ		診療科
		要捺印	
ご送付先	〒　　　―		

TEL：　　（　　　　　）	FAX：　　（　　　　　）

FAX 03-5689-8030 全日本病院出版会行

全日本病院出版会行

FAX 03-5689-8030

年　月　日

住 所 変 更 届 け

お名前	フリガナ	
お客様番号		毎回お送りしています封筒のお名前の右上に印字されております8ケタの番号をご記入下さい。
新お届け先	〒　　　　　都 道 　　　　　　府 県	
新電話番号	（　　　　　）	
変更日付	年　　月　　日より	月号より
旧お届け先	〒	

※　年間購読を注文されております雑誌・書籍名に✓を付けて下さい。

☐ Monthly Book Orthopaedics （月刊誌）

☐ Monthly Book Derma. （月刊誌）

☐ 整形外科最小侵襲手術ジャーナル （季刊誌）

☐ Monthly Book Medical Rehabilitation （月刊誌）

☐ Monthly Book ENTONI （月刊誌）

☐ PEPARS （月刊誌）

☐ Monthly Book OCULISTA （月刊誌）

FAX 03-5689-8030

全日本病院出版会行

バックナンバー 一覧 <small>2022 年 6 月現在</small>

Monthly Book

Ðerma.
<small>デルマ</small>

―― 2022 年度　年間購読料　42,130 円 ――
通常号：定価 2,750 円（本体 2,500 円＋税）× 11 冊
増大号：定価 5,500 円（本体 5,000 円＋税）× 1 冊
増刊号：定価 6,380 円（本体 5,800 円＋税）× 1 冊

※各号定価：本体 2,500 円＋税（増刊・増大号は除く）

※その他のバックナンバーにつきましては、弊社ホームページ
（https://www.zenniti.com）をご覧ください.

| 編集主幹：照井　正　日本大学教授 | No. 324　編集企画： |
| 大山　学　杏林大学教授 | 葉山惟大　日本大学助教 |

Monthly Book Derma．　No. 324

2022 年 7 月 15 日発行（毎月 15 日発行）
定価は表紙に表示してあります.
Printed in Japan

発行者　　末 定 広 光
発行所　　株式会社　全日本病院出版会
〒 113-0033 東京都文京区本郷 3 丁目 16 番 4 号 7 階
　　　　　電話　(03)5689-5989　Fax　(03)5689-8030
　　　　　郵便振替口座 00160-9-58753
印刷・製本　三報社印刷株式会社　　電話　(03)3637-0005
広告取扱店　㈱メディカルブレーン　電話　(03)3814-5980

© ZEN・NIHONBYOIN・SHUPPANKAI, 2022